康复护理技术

主　编　刘　睿　蒋　玮　宋　艳

西北大学出版社

·西安·

图书在版编目（CIP）数据

康复护理技术 / 刘睿，蒋玮，宋艳主编. --西安：
西北大学出版社，2024.11. -- ISBN 978 - 7 - 5604 - 5527 - 3

Ⅰ. R47

中国国家版本馆 CIP 数据核字第 20248SU814 号

康复护理技术
KANGFU HULI JISHU

主　　编　刘　睿　蒋　玮　宋　艳
出版发行　西北大学出版社
地　　址　西安市太白北路 229 号
邮　　编　710069
电　　话　029 - 88303310
网　　址　http：//nwupress. nwu. edu. cn
电子邮箱　xdpress@ nwu. edu. cn
经　　销　新华书店
印　　装　陕西瑞升印务有限公司
开　　本　850mm × 1168mm　1/32
印　　张　6.25
字　　数　140 千字
版　　次　2024 年 11 月第 1 版　2024 年 11 月第 1 次印刷
书　　号　ISBN 978 - 7 - 5604 - 5527 - 3
定　　价　45.00 元

《康复护理技术》

编写委员会

主　编	刘　睿　蒋　玮　宋　艳
副主编	杨　敏　黎巧玲　杨　峰　吴玉燕
	安丽珺　屈焕敏
编　者	王　凡　石　宪　申　颖　吕爱妮
	吕杏芝　李凤君　李　颖　宋凤凤
	吴群强　苏园园　张　燕　张　俊
	金华宁　赵海燕　赵彬芳　路　乐
	罗　盼　秦芝艳　梁红涛　董春燕
	雷娟娟　冀晓瑜

前　　言

　　近年来，随着医学模式的转变及科技的飞速发展，人们对健康的需求也日益增加。康复护理已成为现代护理工作的重要组成部分，在临床护理工作中占有很重要的地位。康复护理不同于临床护理，它是将"替代护理"变为"自我护理"，贯穿于疾病治疗的全过程，从急性期治疗到康复期训练，再到长期健康管理，无一不体现着其不可替代的作用与价值。康复护理技术是康复护理工作实施的重要保证，不仅成为促进患者功能恢复、提高生活自理能力的关键手段，更是连接医疗救治与回归社区的桥梁，其地位与作用不容忽视。

　　面对多样化的患者群体，康复护理面临着诸多挑战。这要求康复护理团队必须具备高度的专业素养、敏锐的洞察力及灵活应变的能力。同时，如何有效整合医疗资源，提供连续性的康复护理服务，也是当前亟待解决的问题。

　　本书共分四章，第一章康复护理概述，第二章康复护理评定技术，第三章常用神经系统康复护理技术，第四章特殊情况时的康复护理技术。内容涉及偏瘫、截瘫、脑瘫、呼吸系统障碍、循环系统障碍、营养障碍、心理障碍等常见疾病的康复护理技术，结合新的护理理念及先进的技术，突出康复护理专科特色，通过技术演示、操作指南、图文综合展示等多种形式，力求做到理论与实践相结合，使读者在理解理论知识的同时，能够掌握实际操作技能。通过学习本书，广大护理工作者能够深入了解康复护理的重要性，掌握先进的康复护理技术，提升专业素养与服务能力，从而更好地满足患者的康复需求。

本书注重实践指导，结合国内外康复护理领域的最新研究成果与临床经验，为广大护理工作者提供切实可行的康复护理方案。编者均来自三级甲等医院康复医学科的临床一线护理工作者，有着丰富的临床康复护理经验。但由于康复护理迅速的发展及科技的进步，加之编者水平有限，书中难免有不足之处，恳请广大康复护理同仁讨论并指正。

我们有理由相信，在全体康复护理工作者的共同努力下，康复护理技术将不断取得新的突破，为更多患者带来福音。

目　　录

第一章

康复护理概述

第一节　康复护理学基本理论

康复护理是根据总的康复医疗计划，围绕全面康复的目标，紧密配合康复医生和康复治疗人员，对患者进行符合康复要求的专业护理和各种专门的功能训练，预防残疾、减轻伤残程度，最大限度地挖掘残存功能，恢复其生活和活动能力，实现患者早日回归家庭、重返社会的最终目标。

一、康复护理的目标

康复护理总的目标：按照以人为本、整体护理和全面康复的原则，从生理和心理上为患者提供一个有利于康复的环境和创造有利于康复的条件。

1. 维持患者肢体功能

用健侧协同患侧处理日常生活活动，避免发生肌肉萎缩、关节运动范围缩小或继发性失用综合征的形成。

2. 协助患者对功能障碍肢体进行训练

充分发挥机体潜能，协助和指导患者进行伤残部分功能的康复训练，如翻身、肢体正确姿势的摆放、关节活动范围的维持、转移、排便与排尿的训练等。

3. 防范其他并发症的形成

如压疮、尿路感染、肺炎、深静脉血栓等。

4. 对患者进行心理辅助和支持

与患者家属一起给予患者心理支持，帮助其去除自卑感。

5. 对患者及其家属进行康复教育

指导和教会患者日常生活方面的知识和技能，让家属了解患者的治疗项目及其出院后还需要继续训练的内容，注重居家安全，避免过分保护或疏忽保护。

二、康复护理的内容

1. 观察患者的病情并做好记录

观察病情及康复训练的效果和反应，定期进行效果评价并记录。

2. 预防继发性残疾和并发症

偏瘫患者应预防压疮、肌肉萎缩、关节挛缩或畸形的发生。

3. 学习和掌握各有关功能训练的技术

配合康复治疗人员对残疾者进行功能评价和功能训练。

4. 训练患者进行"自我护理"

指导、督促患者发挥主动性、创造性，使其更完善、更理想地达到目标。将"替代护理"转变为"自我护理"，使患者掌握"自我护理"的技巧，从而部分或全部地做到生活自理，适应新生活，回归家庭，重返社会。

5. 心理康复护理

应理解患者、同情患者，时刻掌握康复对象的心理动态，及时地、耐心地做好康复护理工作。

6. 康复护理评定

做好入院评定、中期评定、出院前疗效评定。

7. 康复健康教育

提高康复对象及其家属的参与度，以提升患者生活自理能力及生活质量。

8. 出院前的康复指导

出院前这一阶段要向康复患者及其家属进行系统的康复指导。

9. 社区康复护理

由于医学模式的转变，康复护理工作由医院走向社会，社区康复护理的开展是康复护理学科的发展趋势。

三、康复护理的原则

1. 重视早期康复

康复护理介入应与临床护理同步进行，可减少并发症的发生。康复介入的时间越早，其功能恢复得就越好。

2. 强调自我护理

康复护士通过引导、鼓励、帮助和训练，使患者发挥其身体残存的和潜在的功能，以代偿丧失的部分能力。

3. 持续功能训练

康复护士应了解各阶段持续功能训练的作用，围绕总的康复治疗计划，持之以恒地指导、督促患者进行康复功能训练，并贯穿于康复护理的始终。

4. 强调心理护理

心理护理是康复护理的一个重要内容，对于残疾人的影响更为重大。护士应掌握患者的心理过程和个性心理特征，积极运用补偿心理和补偿行为，引导患者发挥残余能力进行功能训练。

5. 侧重健康教育

健康教育是康复护理工作的重要环节，并贯穿于康复护理工作始终，直接关系到康复护理的效果和质量。

6. 注重团队协作

康复治疗模式是团队治疗，康复护士应与康复治疗团队其他人员紧密合作，及时调整治疗方案。

第二节　康复护理在康复治疗中的作用

一、康复护理与临床护理的关系

康复护理以医疗康复作为切入点，同时也涉及康复工程。康复医学科是医疗康复的一小部分，因而康复护理绝非仅限于康复医学科，在任何科室都应贯穿康复护理的理念、手段和技能，并与康复治疗相融合。

康复护理与临床护理都是护理学领域的学科分支，从不同的角度完成对人的生理、心理、社会的整体化优质护理。康复护理以临床护理为基础，在康复护理工作中，护士根据团队总体康复医疗计划，围绕躯体、心灵、职业和社会全面康复的目标，密切配合康复医生和康复治疗人员，在完成一般护理目的的基础上，预防残疾、减轻伤残程度，实现患者早日回归家庭、重返社会的最终目标。

二、康复护理与临床护理的联系

1. 康复护理以临床护理为基础

临床护理包括协助卧床患者变换体位、肢体摆放、进食进水、二便功能训练、压力伤的评定及预防、冷热疗法的应用、遵医嘱给药等；康复护理技术基于临床护理，其干预要点是功能的恢复。如对于脑卒中有吞咽障碍的患者，临床护理关注的是经口喂水喂食、鼻饲，以维持生命；康复护理的着眼点是帮助患者尽快恢复吞咽功能，通过改变食物形态——固体、半固体、冻状食物，对患者进行摄食、饮水能力训练，并在护理实践中研究缩短胃管留置时间或不置胃管。康复护理工作适用于所有的保健护理场所。

2. 康复中有护理，护理中有康复

中山大学燕铁斌教授指出：要把康复的元素渗透到临床护理工作中，将护理的优势，即整体护理模式运用到康复护理中。康复护理贯穿于临床护理的始终。在临床护理中要融入早期康复护理的理念、康复技能，关注患者的功能问题。

3. 团队的工作模式

护士是康复医疗团队中做出独特贡献的必要成员，参与制订康复治疗计划，在康复护理治疗中承担着执行者、协调者、照顾者、咨询者、变革者、代言人、教育者和研究者的多重角色；同时还应关注康复进程，始终以患者需要、功能恢复为导向，促进患者早日康复。

三、康复护理与临床护理的区别

1. 照护的理念不同，临床护理的手段是"替代"（0 或 1）；而康复护理是"辅助"（引导从 0 到 1 的过渡），提倡的是"自我护理、主动参与"的模式，注重功能改善，变患者被动为主动。

2. 康复护理的对象主要是伤残者、患病后存在功能障碍者和处于疾病特殊阶段的患者，他们存在着各种功能障碍，康复护理是要解决患者的功能问题。

3. 临床护理通常随着患者的出院而暂告结束，而康复护理的实践模式则从病房或门诊延伸到家庭、社区和社会，即延续性护理。康复护理的着眼点在于功能的重建，预防继发性损伤。

4. 护理专业技能护士在康复护理临床实践过程中，除具备临床护理一般知识、技能以外，还需具备特殊的知识和康复技能，促进残疾者身体及社会心理的复原，同时处理残疾对个人、家庭以及其他密切相关者的负面影响（社会歧视、就业障碍、经济负担、心灵创伤等）。

四、康复护理与康复治疗的关系

康复治疗的方法和途径有很多，如物理疗法、作业治疗、言语治疗、心理康复、传统中医治疗和康复工程。近年来的康复护理研究与实践使护理界越发地认识到康复护理在患者治疗全过程中发挥着重要作用。

1. 护士在康复治疗中的作用

康复护士需要学习和掌握常用的康复治疗手段，在康复护理治疗活动中肩负着评定、监护、观察、确保患者安全的重要责任。护士要与康复治疗师和患者家属根据患者的职业、功能需要、兴趣爱好等，制订最佳的个性化治疗方案，为患者创造良好的环境，掌握训练进度，鼓励患者及其家属积极参与治疗，加强安全防护措施，观察、评价患者的反应和训练效果。

2. 康复治疗与康复护理的融会贯通

目前，我国无论是康复专科医院还是综合医院的康复医学科，康复资源都是非常有限的。康复护理在康复治疗中起着至关重要的作用。康复小组成员根据患者的伤残需要，为患者进行综合的康复治疗，有的是在床旁进行，多数患者需要去康复医学科完成治疗，且治疗时间有限，这远远达不到康复的目标。因此在病房，康复护士要指导患者坚持功能训练不间断，督促家属或陪护人员共同参与，掌握正确的训练方法，纠正不规范动作，预防二次损伤。

护士要运用护理基本理论，如生长发育、社会化、调整适应、角色论、学习过程、改变过程等来了解特殊的及可预见的功能障碍情况。康复护理及康复治疗要帮助残疾者保持或恢复躯体、社会、心理和精神上的健康，并帮助其适应已改变了的生活方式。

第二章

康复护理评定技术

第一节 康复护理评定概述

一、康复护理评定的概念

康复评定是对患者功能状况和潜在能力的判断，即对患者各方面资料的收集、量化、分析并与正常标准进行比较，是康复医学的重要组成部分。世界卫生组织将功能障碍分为功能形态障碍、能力障碍和社会因素障碍。在康复评定中，功能形态障碍评定包括肌力、肌张力、关节活动度、身体形态测量、平衡功能、协调功能和认知功能评定等；能力障碍评定包括独立生活能力、作业活动能力评定等；社会因素障碍评定包括自然环境、人文环境和职业环境评定。

康复护理评定是康复评定的重要组成部分，是指收集康复护理对象的功能形态、能力和社会环境等资料，与正常标准进行比较和分析，确定康复护理问题，为制订康复护理措施提供参考依据。

二、康复护理评定的目的

1. 评定存在的康复护理问题，制订康复护理目标。通过收集患者功能形态、能力和社会环境等资料，确定功能障碍的原因、部位、性质和程度，以及对个人生活和社会活动的影响，明确护理诊断。

2. 为制订、修改康复护理措施提供依据，并评定康复治疗的效果。进行康复治疗的患者的功能障碍多数是不可逆的，其功能只能得到改善，而不能完全恢复正常。在进行康复护理评定时，应根据护理诊断制订康复护理措施。经过康复护理后，须对患者的功能障碍再次进行评定，以评价护理效果，并根据评定结果进一步修订康复护理方案。

3. 比较康复护理方案的优劣。选择投资少而收益大的康复护理计划加以实施，使康复护理取得最佳的社会效益。

4. 进行预后评定，为残疾等级的划分提供依据。通过康复护理评定，对患者功能预后做出客观、准确的预测，使其了解哪些功能障碍通过康复治疗可以得到改善或恢复，而哪些不能改善或恢复，从而使患者对康复护理结果有一个正确的认识。同时，根据康复护理后患者功能障碍、日常生活活动能力、工作能力丧失程度进行残疾程度划分。

三、康复护理评定的内容

康复护理评定的内容有很多，只有对患者进行全面、认真、细致的康复护理评定，才能发现护理问题、制订护理措施及护理目标。值得指出的是，康复护理评定需要多次重复进行，贯穿于康复护理全过程。

第二节 康复护理常用评定方法

一、选择适当的评定手段

（一）沟通交流

通过与患者及家属沟通交流，可以了解功能障碍的发生时间、持续时间和发展过程，以及对日常生活、学习、工作的影响。了解患者的主观感受、对康复治疗和护理的态度、对环境的满意程度及一些不能通过观察的活动，如大小便的控制、上下汽车等日常生活活动能力。可以将治疗方案、护理措施及注意事项告诉患者和家属，在交谈时，应注意交流和沟通的技巧，取得患者及家属对护理人员的信任，积极支持和配合治疗与护理。但应注意辨别患者或家属因种种情况可能出现的回答问题不准确或不真实的情况。

（二）观察

观察是通过视、嗅、听和触等感觉器官对患者、家属和环境进行有目的、有计划的一种收集资料的方法。观察可在实际环境中进行，也可在试验环境中进行。观察全身一般状况和功能障碍的部位，既要了解患者在静止状态下的情况，如坐位、立位等，也要了解患者在运动时的状态，如体位转移过程中的情况，从中了解患者的性格、情绪、智力和社会生活能力等。观察法具有自然性、客观性和直接性等特点。有经验的康复护士能够迅速、准确地通过观察患者或环境的情况，来判定检查对象的功能状况和影响康复的环境因素。

（三）调查填表

调查法是以提出问题的形式收集患者资料的评定方法。用填表方法收集资料，能够迅速收集多个人多方面的资料，省时省力。

（四）量表

采用标准化的评定量表进行康复护理评定的方法，能在短时间内获得评定对象的客观情况，而且量表标准化，结果易于比较。

（五）体格检查

护士通过量诊、望诊、触诊、叩诊、听诊等对患者进行呼吸、循环和运动等功能检查，收集资料和确定护理诊断。

二、评定的过程

（一）询问病史收集资料

询问病史可提供评定依据，作为制订康复护理计划的基础，为相关的社会问题和可能的职业复归提供线索。

1. 障碍史

障碍史是康复病史的核心内容，须充分了解功能障碍的发生和发展经过。

（1）障碍史包括伤病部位及所造成的障碍部位、障碍发生时间、障碍内容、障碍的性质和程度、障碍出现的演变过程、所接受治疗和护理的情况等。障碍发生时间和演变过程对判断患者功能预后具有重要意义。

（2）障碍史还包括对障碍患者日常生活、学习、工作和社会参与所造成的影响。这是进行日常生活活动评定和制订治疗护理训练计划的重要依据，主要是了解日常生活活动方面（如进食、穿衣、洗漱、如厕等）的具体情况。

2. 个人生活史

了解患者的性格、习惯、学历、专业技能、工作经历、职业地位、收入、人际关系等。这些情况能够提供有价值的资料（如与障碍发生有关的职业因素），作为考虑职业和社会回归以及预测自理可能与否的重要参考。

3. 家族史与家庭情况

寻求与现存障碍可能有关的家族或遗传因素，为患者重返家庭和社会提供所需的相关资料。

（1）家庭成员及其健康状况、生活方式和经济情况。

（2）患者在家庭中所承担的责任。

（3）住房状况、卫生设施、周围环境、邻里关系、社区情况等。

（二）观察评估

1. 外部评估

（1）局部观察，评估障碍部位。

（2）全身观察，了解局部障碍对全身所造成的影响。

（3）静态观察，如患者的肢体位置、姿势等情况。

（4）动态观察，即功能观察，在患者活动时进行，了解患者步行时有无异常步态等。

2. 内部评估

内部评估包括心理、精神、性格、情绪、智能等方面，主要通过言语和行动进行。

（三）检查

由于康复对象构成的特殊性，通常以神经科和骨科检查最为重要。康复检查包括一般的解剖形态异常和病理情况，还有对功能状态的调查。具体的检查和测定方法同一般临床检查。

（四）记录、综合分析

将病史和观察所得，结合检测结果进行科学的综合、比较、分析和解释，也是评定过程中不可忽视的重要方面。护士与患者及家属的接触机会最多，对患者的精神和心理、日常生活活动等能提供有价值的信息。因此，护士在评定过程中的作用很重要，各种记录应遵循准确性、一贯性、客观性和完整性的原则。应用统一标准的记录格式，记录简洁、明了、方便，对测定条件加以说明，正确运用医学术语。

三、评定的实施

（一）康复评定的实施方法

目前采用的康复评定的实施方法是 SOAP 法，即 S（subjective data，主观资料）：主诉资料、症状；O（objective data，客观资料）：客观体征和功能表现；A（assessment，评定）：整理分析；P（plan，计划）：制订计划，包括进一步检查、诊断、康复治疗和护理等计划。

（二）制订康复治疗计划前的准备

1. 确定患者功能障碍的种类和主要障碍情况

通过康复评定了解患者功能障碍属于躯体性、精神性、言语性、社会性、混合性中的哪一种，分清主次，有针对性地采取康复治疗措施。

2. 确定患者功能障碍的部位

对于患者功能障碍不仅应了解种类，还应判断程度。功能障碍的严重程度，常以独立程度的受损为标准。一般独立程度分四级：①完全独立；②大部分独立（小部分依赖），需少量帮助；③大部分依赖（小部分独立），需大量帮助；④完全依赖。

3. 判断患者的代偿能力

在康复医疗工作中，不仅应了解患者功能障碍的情况，知道其丧失了什么功能，更应该了解其代偿能力如何，还残存什么功能，能发挥多大的代偿能力，怎样利用这些残存的功能去发挥代偿作用，提高患者的生活和社会适应能力。如对于截瘫患者，不仅应了解其下肢瘫痪情况，也应了解上肢代偿能力情况，以便制订训练计划，利用上肢功能去代偿下肢的功能障碍。

4. 确定康复治疗目标

在对患者功能障碍的种类、严重程度和主要功能障碍有了正确和全面的了解以后，治疗的重点明确，并制订出符合患者预期的目标。最基本的指标是患者的生活自理能力的恢复水平，其次是对家庭及社会的适应能力恢复程度等。

（三）制订康复治疗计划

1. 建立治疗目标

（1）建立治疗目标的依据　处理每个问题，都应该有一个目标。目标应建立在：①评定中发现的问题；②心理状况，如患者对问题、目的和性格的调整与适应；③社会经济、文化背景以及个人的希望；④家庭护理、身体和情绪环境、家庭反应、合作和责任；⑤患者的职业计划和目标。

（2）治疗目标的组成　包括长期目标和短期目标。一个将要实施的目标应包括：①有可测量的结果；②使用具体的检查；③希望实现这一目标的时间。

长期目标：长期目标是在康复结束时所期望的功能活动水平，要用常用的功能性术语来描述。

短期目标：短期目标常被称为行为目标。一个长期目标可以分成许多组成部分，需要多项技能；短期目标反映这些技能的完成情况，在指导决策的过程中是有帮助的。它常是在治疗1～3周内可能解决的问题，可根据康复治疗的不同阶段进行调整。

2. 设计治疗方案

通过对患者的全面评定，掌握障碍来源的情况，了解患者的需求，制订切实可行的康复目标，选择达到康复目标所需的治疗手段，安排适当的治疗量，并指出注意事项。

（四）评定的注意事项

1. 既要全面，又要有针对性。

2. 选择适当的评定方法。

3. 评定前要向患者及家属说明目的和方法，消除他们的不安，取得积极配合。

4. 评定时间要短，不要引起患者疲劳。

5. 评定由一个人自始至终进行，确保准确性。

6. 一般做三次评定，求出平均值。

7. 健侧与患侧对照进行。

8. 患者出现明显不适时应及时终止，查找原因。

第三章

常用神经系统康复护理技术

第一节　偏瘫患者常用康复护理技术

一、抗痉挛体位摆放的指导训练技术

【定义】

抗痉挛体位摆放通常是指患者根据治疗、护理以及康复的需要所采取并能保持的身体姿势和位置。

【目的】

1. 预防或减轻痉挛和畸形的出现。

2. 保持躯干和肢体功能状态。

3. 预防并发症及继发性损害的发生。

【适应证】

1. 发育障碍导致的躯体残疾。

2. 疾病导致的躯体残疾。

3. 创伤导致的躯体残疾。

4. 长期卧床。

【禁忌证】

1. 严重痴呆不能配合的患者。

2. 疾病危重期血流动力学不稳定的患者。

【评估】

患者肌力、关节活动度、皮肤完整性。

【准备】

1. 护士准备

着装整齐，修剪指甲，洗手，戴口罩。

2. 用物准备

枕头多个，小枕头 2 个。

3. 环境准备

宽敞明亮，温湿度适宜。

【操作步骤】

1. 洗手，戴口罩，准备用物，双人核对医嘱。

2. 携用物至患者床旁，核对后解释抗痉挛体位摆放的目的。

3. 询问患者是否需要去卫生间。

4. 评估（患者肌力、关节活动度、皮肤完整性）。

5. 仰卧位摆放方法见图 3 - 1。以下均以右侧为患侧示例。Bobath 握手，身体向左倾斜。右侧肩和上肢垫软枕，上臂旋后，肘与腕均伸直。掌心向上，拇指打开，手指屈曲。用左腿撑于床面，身体向左倾斜，右髋下臀部大腿外侧垫软枕，膝关节屈曲 5°~10°，足中立位，踝背屈 90°。

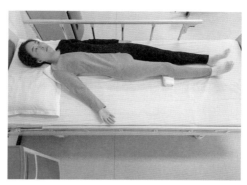

图 3 - 1　仰卧位

6. 患侧卧位摆放方法见图 3 - 2。平卧位，左腿屈曲，支撑于床面，从右腿腘窝滑向足跟处，用左腿带动右腿向左移动。左脚抽出撑于床面，左手屈肘撑于床面，用左侧肢体力量把臀部移向左侧，顺势把头颈部移向左侧。Bobath握手，利用钟摆样摆动转向右侧。检查皮肤完整无破损。背后垫斜方垫，把右肩部向前拖出，防止受压。右前臂旋后，肘与腕均伸直，掌心向上，五指自然分开。左腿呈迈步式放于枕头上。右腿也呈迈步式，足背伸 90°。

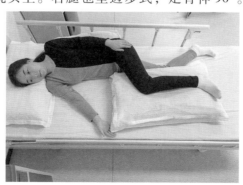

图 3 - 2　患侧卧位

7. 健侧卧位的摆放方法见图 3 - 3。平卧位，左腿屈曲，撑于床面，找到右腿的腘窝，滑至足跟，左腿带动右腿，移至床的右侧，左脚抽出，屈曲撑于床面，左手屈肘撑于床面，将身体移至床的右侧，顺势把头肩部移向右侧。Bobath 握手，钟摆样摆动向左侧翻身。检查皮肤完整无破损。右侧上肢下垫软枕，上臂旋前，掌心向下。患腿垫于软枕上，足背伸90°，避免悬空。

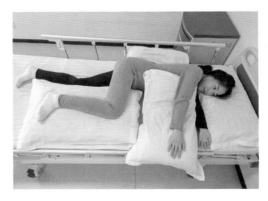

图 3 -3　健侧卧位

8. 再次核对腕带，交代注意事项，整理用物，洗手，记录。

【注意事项】

1. 摆放抗痉挛体位时一定要动作轻柔，避免生拉硬拽。

2. 病室温度适宜，避免温度过低导致肌张力增高。

3. 仰卧位时注意预防足下垂，可以使用支被架或足托。

4. 患侧卧位是最提倡偏瘫患者采用的体位，可以挤压患侧，促进患侧感觉的输入。

二、关节活动度训练技术

【定义】

关节活动度训练技术是指利用各种方法来维持和恢复因组织粘连或肌肉痉挛等所导致的关节功能障碍的运动治疗技术。关节活动度训练技术包括手法技术、利用设备的机械技术，以及利用患者自身体重、肢体位置和强制运动的训练技术。

【目的】

1. 确定关节功能状况。

2. 明确关节活动异常的原因。

3. 指导康复治疗。

【适应证】

1. 被动关节活动度练习。

2. 主动和主动 – 辅助关节活动度练习。

3. 特殊情况。

【禁忌证】

1. 运动破坏愈合过程。

2. 运动造成该部位新的损伤。

3. 运动导致疼痛、炎症等症状加重。

【操作步骤】

（一）肩关节活动技术

1. 主动运动

基本动作为肩关节的前屈—后伸，内收—外展，水平内收—外展，旋内—旋外。练习时要求动作平稳，每个动作均要达到最大的活动范围，如和上肢其他关节的活动结合起来练习，应以肩部的动作为主。

2. 被动活动

（1）肩前屈　患者仰卧位，治疗者一手托住其患侧手部，一手抓住其肘关节下方，将上肢抬离床面并继续活动其上肢，直到肩前屈达到最大范围或前臂在头上方再次接触床面。

（2）肩后伸　患者健侧卧位，治疗者站在其背后，一手托住患者前臂，一手放在其肩部，做后伸运动。

（3）肩外展　患者仰卧位，治疗侧肘关节屈曲。治疗者站在床边，一手托住患者肘部，一手抓住腕关节上方，做上肢外展动作。在肩外展到90°时，需要肩的外旋和肩胛骨的上旋才能完成全范围的外展。

（4）肩水平外展和内收　患者仰卧位，患侧肩位于床沿，上肢外展90°。治疗者站在其身体及外展的上肢之间，一手握住患者肘部，一手托住腕部，先向地面活动上肢（水平外展），再将上肢抬起向身体内侧运动，身体随之转动，面向患者（水平内收）。

（5）肩内旋和外旋　患者仰卧位，患侧肩外展90°，屈肘90°。治疗者一手握住其肘部，一手握住腕关节上方，将前臂向足的方向转动（内旋）或向头的方向转动（外旋）。这一运动可以在肩外展不同度数时完成。

（6）肩胛骨活动 患者俯卧位，上肢放在体侧。治疗者面向患者站在床边，一手放在其肩胛下角，一手放在肩部，两手同时将肩胛骨向上、下、内、外方向活动。也可以让患者侧卧，治疗者面向患者站立，一手从其上臂下方穿过，虎口放在肩胛下角，一手放在肩部，两手同时向上、下、内、外方向活动肩胛骨或进行复合运动。

（二）肘关节活动技术

1. 主动运动

肘关节属于复合关节，包括不同性质的屈戌关节和车轴关节。其基本运动为屈、伸，还可以有5°~10°的过伸。桡尺近端关节与远端关节协同可做前臂旋前和旋后运动。

2. 被动活动

（1）屈肘和伸肘 患者仰卧位，患侧上肢自然放于体侧，肘窝向上。治疗者一手握住其肘后部，一手握住前臂远端，做屈肘和伸肘运动。

（2）前臂旋转 患者仰卧位，患侧上肢放于体侧，屈肘90°。治疗者一手托住其肘后部，一手握住前臂远端，做前臂旋前（向内转动前臂）和旋后（向外转动前臂）运动。

（3）肘及前臂的联合运动 患者体位及治疗者手的放置同前，治疗者在做肘屈伸运动的同时旋转前臂。例如，屈肘时前臂旋后，伸肘时前臂旋前；或者，屈肘时前臂旋前，伸肘时前臂旋后。前一种运动比较容易。

（三）腕关节活动技术

1. 主动运动

腕部的运动比较复杂，桡腕关节可以进行掌屈、背伸、桡偏（外展）、尺偏（内收）四种运动，桡尺远端关节与近端关节共同完成旋前和旋后运动。

2. 被动活动

关节可动范围活动：患者仰卧位，屈肘90°，前臂中立位。治疗者一手握住患者前臂远端，一手握住掌骨，分别做腕的掌屈、背伸、桡偏、尺偏运动，以及上述动作结合起来做腕的环绕。

（四）手指关节活动技术

1. 主动运动

（1）拇指、腕掌关节可进行屈、伸、内收、外展及旋转。

（2）患者结合日常生活活动自主进行掌指关节的屈曲、伸展、外展、内收动作及指间关节的屈曲、伸展动作。如握拳时手指弯曲，放开时手指伸直；也可伸直手指，向手腕外侧打开后再夹紧。

2. 被动活动

（1）腕掌及腕骨间关节　患者仰卧位或坐位，前臂旋前。治疗者双手握住患者的手，拇指放于患者手背，指向肘部，其余四指放在患者掌部，双手同时将腕骨及掌骨向手掌方向运动，然后还原。

（2）指间关节　患者仰卧位或坐位，治疗者一手固定其掌部，一手活动其近端指间关节；也可以一手固定近端指骨，一手活动中端指骨；或者固定中端指骨，活动远端指骨。

（五）髋关节活动技术

1. 主动运动

髋关节可沿三个轴运动：①沿额状轴（经髋臼中心与股骨头中心）做屈伸运动；②沿矢状轴（经股骨头中心）做内收、外展运动；③沿垂直轴（经股骨头中心与股骨内外侧髁之间的髁间窝）做内旋、外旋运动。

2. 被动运动

（1）屈髋屈膝　患者仰卧位，治疗者站在其一侧下肢旁，一手托住腘窝部，一手托住足跟，双手同时将下肢抬起，然后，托住腘窝的手放在患者膝关节外侧，做屈髋屈膝动作。

（2）后伸髋　患者健侧卧位，下方下肢稍屈髋屈膝，上方下肢后伸。治疗者站在患者身后，一手放在其上方下肢的膝部内侧托住下肢做髋的后伸，一手放在骨盆处固定骨盆。

（3）外展髋　患者仰卧位，下肢中立位。治疗者站在患者下肢一侧，一手放在其腘窝处托住大腿，一手放在踝关节后方托住小腿，双手同时做下肢的外展动作。

（4）旋转髋　患者仰卧位，治疗者站在患者下肢一侧，一手放在其小腿后方，将下肢托起至屈膝90°；一手放在其膝关节外侧，避免大腿外展。托起小腿的手将小腿向外（髋内旋）或向内（髋外旋）运动。

3. 主动助力运动

（1）髋关节屈曲训练　患者仰卧位，先将滑轮套在踝关节上方，再将绳通过滑轮，绳索两端固定把手，滑轮位于正前上方，患者通过双手握住绳两端的把手，利用拉力，完成髋关节的屈曲运动。

（2）髋关节内收、外展训练　患者仰卧位，先将滑轮套在踝关节上方，再将绳通过滑轮，绳索两端固定，患者近似水平位进行髋关节的内收、外展训练。

（六）膝关节活动技术

膝关节是人体中负重大、运动量大的关节，主要为屈戌关节，可进行屈伸运动，但在屈膝时，也能做轻度磨动与旋转。

（七）踝及足关节活动技术

1. 主动运动

（1）跖屈—背伸　患者坐位，小腿悬垂，跖屈的同时屈曲足趾，背伸的同时伸展足趾。

（2）内翻—外翻　患者坐位，小腿悬垂，踝内翻的同时屈曲足趾，外翻的同时伸展足趾。

2. 被动运动

（1）踝背伸　患者仰卧位，踝中立位。治疗者站在患足外侧，上方手握住患者小腿远端，下方手托住足跟，前臂掌侧抵住足底。活动时下方手将患者足跟稍向远端牵引，同时前臂将足压向头端。

（2）跗跖关节旋转　患者仰卧位，踝中立位。治疗者站在患足外侧，上方手托住患者足跟，下方手放在跗跖关节处。活动时治疗者上方手不动，下方手将距骨先向足底方向转动，后向足背方向转动。

（3）跖趾关节屈伸　患者仰卧位，踝中立位。治疗者站在患足外侧，上方手握患者跖骨，下方手放在近节趾骨处。活动时治疗者上方手不动，下方手将足趾向足底方向活动或向足背方向活动。

【注意事项】

1. 对于丧失运动功能的肢体，各关节均应实施手法，不得遗漏。

2. 训练项目尽量集中，避免频繁变动体位。

3. 手法要平稳、缓慢、有节律。

4. 2次/天，重复5~10遍即可。

5. 训练时，通过该关节的肌肉不产生主动抗阻和辅助运动。

6. 运动不应超过可动关节活动范围或产生疼痛。

7. 对骨折或肌腱缝合术后的患者，要在充分固定的情况下进行训练。

8. 对关节稳定性差的患者，应与肌力训练同时进行，特别是负重关节，防止加重关节的不稳定性。

三、日常生活活动指导训练技术

【定义】

日常生活活动指导训练是将每一项日常生活活动，分解成若干个动作成分，进行有针对性的指导，再组合成一个完整的动作，并在生活实践中加以运用，提高患者的生活自理能力。

【目的】

1. 改善日常生活活动能力，减少对家属的依赖。

2. 保持躯体和肢体功能，提高生活能力。

【适应证】

发育障碍、疾病或创伤导致躯体残疾者。

【禁忌证】

严重痴呆患者，疾病处于急性期的患者。

【评估】

患者肌力、关节活动情况、皮肤是否完整。

【准备】

1. 护士准备

着装整齐，修剪指甲，洗手，戴口罩。

2. 用物准备

梳子、镜子、水杯、纸巾、毛巾、垫巾、带吸盘的碗、根据病情准备的食物、轮椅、棉质开衫上衣、棉质宽松裤子、袜子。

3. 环境准备

环境整洁，温湿度适宜。

【操作步骤】

1. 洗手，戴口罩，准备用物，双人核对医嘱。

2. 携用物至患者床旁，核对后解释操作目的，询问患者是否需要去卫生间。

3. 评估肌力(表 3 - 1)和关节活动情况,检查皮肤(以下均以右侧为患肢为例)。

表 3 - 1 徒手肌力评定(MMT)

标准分级	级别
能抗重力及最大阻力,完成全关节活动范围的运动	5 级
能抗重力及轻度阻力,完成全关节活动范围的运动	4 级
不施加阻力,能抗肢体重力,完成全关节活动范围的运动	3 级
解除重力的影响,完成全关节活动范围的运动	2 级
可触及肌肉的收缩,但不能引起关节的活动	1 级
不能触及肌肉的收缩	0 级

4. 取合适体位。右肩下垫软枕,摇高床头,放桌板,调整后背枕头,洗手。

5. 梳头训练。

(1)准备好带松紧带的改良梳子。

(2)讲解并演示梳头训练方法。将梳子与镜子放在双手中间位置,先用左手带动右手,将手伸进手柄的位置,用左手调节好松紧带,然后用左手带动右手进行梳头。

(3)指导患者完成梳头,护士保护患者右肘、右手腕及手部。

(4)护士收回镜子和梳子。

6. 漱口训练。

(1)放好带杯耳的水杯,盛水的放于患者左侧(水温适宜),空杯放于右侧,备纸巾。

(2)讲解并演示漱口训练方法。用左手带动右手将四指放于杯耳里面,大拇指分开呈握杯状。用左手将杯盖打开,再用左手同时握住杯子，用左手的力量带动右手将水送入口中。

（3）指导患者完成漱口训练。

（4）擦嘴，撤走物品。

7. 擦脸训练。

（1）准备洗脸毛巾，温湿度适宜。

（2）讲解并演示擦脸训练方法。先用左手将毛巾推开，再用左手将毛巾缠在右手上面，用大拇指按住毛巾，再用左手带动右手擦脸。

（3）擦脸顺序为额头—眼睛—鼻子—面颊—嘴—下巴（由上到下）。

（4）指导患者完成擦脸训练。

（5）撤走物品。

8. 进食训练。

（1）铺垫巾，准备带吸盘的碗、改良特制的勺子，根据病情准备食物。

（2）讲解并演示进食训练方法。先利用左手带动右手，将右手伸到勺子的手环里面，然后右手握住手环，调节好松紧带，用左手带动右手的力量从碗里盛一口食物送至口中，一口食物的量为 3~5ml。

（3）指导患者完成进食训练。进食速度不宜过快，注意一口食物的量，一口吃完再吃下一口，避免两口食物叠加引起呛咳。

（4）松开手环，取出勺子，撤走物品。

9. 擦嘴训练。

（1）讲解并演示擦嘴训练方法。先用健手摊开纸巾，然后将纸巾包住右手，用大拇指压住纸巾，用左手带动右手擦嘴。

（2）指导患者完成擦嘴训练。

（3）左手将右手放于胸前，取下桌板，保持坐位30分钟。

10. 床椅转移。

（1）指导并协助患者床椅转移。放下床挡，指导患者利用左手将右腿移到床边，左腿自然跟过来。（扶住患者的肩肘）患者左手撑于床面，重心偏向左边，将臀部移至床边。患者坐于床边，协助患者穿好鞋子，指导患者 Bobath 握手，双手臂伸直，身体前倾，重心后移。协助患者站起来，一手握住患者的手腕，一手拉住裤腰带，双膝顶住患者的膝盖和脚尖，辅助患者站立，指导患者左腿向前迈一步，以左侧为轴心旋转，辅助患者坐在椅子上。

（2）询问患者有无不适，调整坐姿，家属在一旁保护。

11. 穿衣裤、穿袜训练。

（1）将治疗车移向近患者处，拿出衣服，注意用双腿顶住患者右腿。

（2）讲解并指导患者进行穿上衣训练。准备棉质开衫（刚开始训练不要选择套头的衣服，纽扣可用按钮式或魔术贴代替），穿衣先右侧再左侧，将衣服拿起打开，放于两腿中间，找到衣服的衣袖，用 Bobath 握手，将右手伸进衣袖里面，再用左手将衣服向上拉过肘关节、肩关节，绕头抓住衣领将衣服拉到左侧，穿好左侧，对准衣领，系扣子，整理好衣服。

（3）询问患者有无不适。

（4）讲解并指导患者进行穿裤子、袜子训练。裤子尽可能选择棉质的、宽松的、有松紧带的。找到裤子前面，先穿右侧再穿左侧，裤子搭在腿上，左手将右侧裤脚卷至大腿根部，用左手找到右腿腘窝滑至足跟将右腿搭至左腿之上，用左手抓住裤腿套于脚上，见脚后继续将裤腿向上拉至膝关节以上，再用三指或四指撑开袜子将其穿上，最后放下患腿于地面。用左手捏紧左腿裤脚和裤腰，穿左腿，穿袜子，并将裤子尽可能拉至大腿根部，Bobath 握手，协助患者站起，提裤子。

（5）指导患者坐下休息，家属保护。

12. 脱衣服训练。

（1）讲解并指导患者进行脱衣服训练。脱衣服是先脱左侧再脱右侧，用健手将衣服扣子打开，将右侧衣领拉至肩关节以下位置，然后脱下左侧，最后再用左手脱下右侧衣服。

（2）询问患者有无不适，再次核对。

13. 最后整理用物，洗手，记录。

【注意事项】

1. 家属在右侧进行保护。

2. 病室应温度适宜，避免过冷导致患者肌张力增高。

3. 以患者不疲劳为宜，如有不适，立即停止。

【评价】

1. 患者呼吸平稳，无其他不适。

2. 患者可掌握训练方法。

四、吞咽障碍的指导训练技术

【定义】

吞咽障碍是指由于下颌、双唇、舌、软腭、咽喉、食管括约肌或食管的结构和(或)功能受损，不能安全有效地将食物送到胃内。

【目的】

1. 提高吞咽功能，保证摄食安全。

2. 供给营养，提高生活质量。

【适应证】

除口、咽、食管病变外，脑神经病变、延髓病变、假性延髓性麻痹、锥体外系疾病等引起的吞咽困难。

【禁忌证】

口、咽、食管病变，严重痴呆患者。

【评估】

肌力、头颈部活动情况、口腔检查、舌运动、咀嚼肌的能力、坐起时长是否超过 1 小时。

【准备】

1. 护士准备

着装整齐，修剪指甲，洗手，戴口罩。

2. 用物准备

软枕，压舌板，手电筒，听诊器，铺垫巾，餐巾纸，浓流质、稀流质及糊状食物。

3. 环境准备

宽敞明亮，温湿度适宜。

【操作步骤】

1. 洗手，戴口罩，准备用物，双人核对医嘱。

2. 携用物至患者床旁，核对后解释吞咽障碍训练的目的。

3. 询问患者是否需要去卫生间。

4. 调整患者姿势，身体前倾坐稳，背部及患肩部垫软枕，架小桌板，Bobath 握手抬起手肘放在桌板上。

5. 听诊。让患者放松，偏头，做吸气、呼气、吞咽动作，听诊喉两侧。

6. EAT - 10 量表筛查，评估患者在吞咽效率和安全方面是否存在问题。

7. 反复唾液吞咽实验。通过 30 秒内患者吞咽次数评估患者的吞咽功能。

8. 洼田饮水试验（表 3 - 2）。铺垫巾，摆放餐巾纸，分别将 3ml、5ml、10ml 水喂至患者健侧颊部，观察患者有无呛咳。如无问题，让患者将 30ml 水一次性喝下，计时 5 秒。

表 3 - 2　洼田饮水试验

级别	检查方法
1 级	一次 5 秒内饮完，无呛咳停顿
2 级	一次饮完，但超过 5 秒；分两次或以上饮完，无呛咳停顿
3 级	能一次饮完，但有呛咳
4 级	分两次或以上饮完，有呛咳
5 级	多次饮完，难以饮完

结果判断：1 级为正常，2 级为可疑，3~5 级为异常。

9. 摄食训练。准备 3 种不同质地的食物，分别是浓流质、稀流质及糊状食物。先从浓流质开始。将 3ml 食物置于健侧颊部，咽下查看口腔情况；例如在进食 5ml 时出现呛咳，叩背，让患者尽力咳出所呛食物，查看口腔，听诊喉部，向患者解释：通过刚才浓流质的评估，您是在 5ml 发生的呛咳，所以不能食用比其稀的流质，如水也是不能饮用的。下面选择糊状食物，选择表面光滑、质地均匀、不易松散的食物，以此减少呛咳。进食 3ml，咽下，查看；进食 5ml，咽下，查看；如果在进食 10ml 时发生呛咳，立即叩背，查看口腔，听诊。向患者解释：一口量 10ml 对您来说有点多，可以设定在 5～8ml。

10. 代偿性训练，包括用力吞咽、侧方吞咽、点头吞咽、低头吞咽、交替吞咽（1ml 水）等。

11. 协助患者取端坐位，身体前倾，端坐 30 分钟以上。

12. 讲解注意事项，再次核对，整理用物，洗手，记录。

【注意事项】

1. 进餐前选择端坐位，进餐后端坐 30 分钟以上，防止食物反流和误吸。

2. 选择安静舒适的环境，进食时避免与他人交流，防止误吸导致肺炎。

3. 家属在患者健侧喂食，勺子应放在健侧舌根或面颊处来促进吞咽反射，完成吞咽动作。

4. 选择糊状、温凉、表面光滑、质地均匀、分布在口腔内易成团的食物，避免有渣屑的食物，防止呛咳及误吸。

5. 勺子选择长柄、边缘钝厚的，一口量以 5～8ml 为宜。注意一口量和速度，一口吃完再吃下一口，避免两口食物叠加引起呛咳。

6. 患者不能单独进食，进食训练需要有医护人员陪同，进食训练前应认真清洁口腔，防止误吸。

【评价】

1. 患者无其他不适。

2. 家属可掌握进食方法。

第二节　截瘫患者常用康复护理技术

一、翻身法

【定义】

利用患者残存的上肢功能，带动下肢瘫痪肢体改变卧位，使躯干和四肢保持在功能状态。

【目的】

预防压疮，增强患者舒适感。

【适应证】

各种病因导致的康复期截瘫患者。

【禁忌证】

脊髓损伤急性期、脊椎不稳定、严格卧床患者。

【准备】

用物准备：R 形垫、软枕各一个。

【操作步骤】

1. 一人协助翻身法

一人协助翻身法（图 3 - 4）适用于病情较重、肢体力量弱、无法自行翻身的患者。

（1）患者仰卧位，双手放于腹部或交叉相握上举于胸前。

（2）协助者将患者右腿膝关节屈曲，使患者足蹬于床面。协助者一手扶患者髋部，一手扶膝部，轻轻将患者拉向左侧，使其呈侧卧位，背后垫 R 形垫，膝关节处垫软枕。

（3）调整姿势，保持舒服体位。

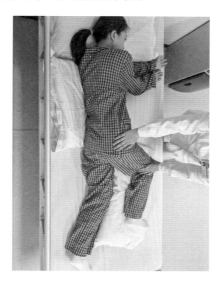

图 3 -4　一人协助翻身法

2. 自行翻身法

自行翻身法适用于躯干控制能力和上肢肌力较好的患者。

（1）患者仰卧位，上身微侧，利用上肢力量完成单肘支撑坐起（图 3 -5）。

（2）双腿间放一软枕，双手调整右下肢屈膝向内侧，放于软枕上（图3-6）。

（3）平躺后右手拉住对侧床挡，完成侧身，背后放置R形垫（图3-7）。

【注意事项】

1. 由一人协助翻身法向自行翻身法过渡，翻身后保持良肢位，至少2小时翻身一次，预防压疮。

2. 患者上肢有力量时，尽量自行翻身，协助者可在床边做好看护，防止坠床。

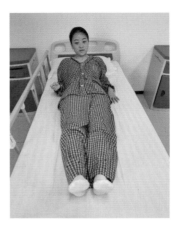

图3-5　单肘支撑坐起

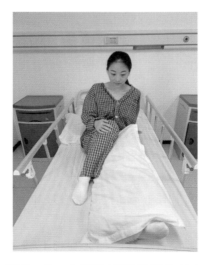

图3-6　右下肢屈膝放于软枕上

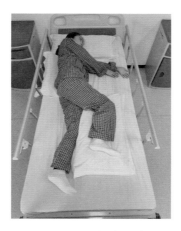

图 3 - 7　完成侧身

二、膀胱容量和压力测定技术

【定义】

膀胱容量压力评定仪(图 3 - 8)是运用压力传感器,测定膀胱在储尿期与排尿期内压力的变化,通过计算机软件界面实时监测获得评估信息的技术。膀胱残余尿量测定指排尿后立即检查测定膀胱内残余的尿量。

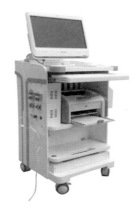

图 3 - 8　膀胱容量压力评定仪

【目的】

通过评估膀胱储尿期逼尿肌和括约肌的运动功能及膀胱感觉功能，获得逼尿肌活动性和顺应性、膀胱内压力变化、安全容量、残余尿量等信息，以指导膀胱康复训练及治疗。

【适应证】

神经源性膀胱功能障碍患者。

【禁忌证】

1. 膀胱内感染伴全身症状。

2. 有出血倾向。

3. 自主神经过反射。

4. 尿道狭窄。

【评估】

1. 评估患者的病情、泌尿系统 B 超、一般状态、心理状态和知识水平等。

2. 解释膀胱容量和压力测定的目的及操作过程。同时，嘱患者测压前 2~3 小时禁食禁水，以免测压过程中产生大量尿液。

【准备】

用物准备：膀胱容量压力评定仪，一次性灌注连接管 1 套，500ml 生理盐水 1 瓶（加温至 35~37℃），导尿管 1 根，尿袋 1 个。

【操作步骤】

1. 打开设备

连接设备电源,打开设备,并保证设备急停开关(红色旋钮)处于打开状态。

2. 灌注管排气

将灌注管连接生理盐水,然后将流量调节器及止水夹(测压通路白色夹)关闭,将三通阀旋至直通状态(导尿管通路仅与输液通路相通)。

3. 测定膀胱容量和压力

打开流量调节器、止水夹开关,设定最大灌注量为 500ml,灌注速度为 $10\sim20\text{ml/min}$,压力报警值为 $40\text{cmH}_2\text{O}$。压力校零后填写患者信息,点击"开始"进行灌注。

4. 灌注

在灌注过程中,观察压力-容量实时曲线,注意压力变化时对应的临床情况(咳嗽、体位的改变等)并给予标注。

5. 停止灌注

当出现以下几种情况时,应当停止灌注,并认定当时患者的膀胱容量为安全容量:①曲线显示压力大于 $40\text{cmH}_2\text{O}$ 时,点击"暂停"后压力仍未下降,立即停止。②曲线显示灌注量达到 500ml,压力仍小于 $40\text{cmH}_2\text{O}$ 时,立即停止。③灌注过程中,患者出现漏尿,立即停止。④灌注过程中,患者出现自主神经过反射(表现为收缩压大于 160mmHg)时,立即停止。

停止灌注后,将三通阀旋至尿袋通路与导尿管通路相通,点击"排尿",待患者排空膀胱后点击"停止",保存文件并打印测压报告。

6. 分析

撤除测定装置，拔出导尿管，进行分析。

【注意事项】

1. 患者清醒，未服镇静剂和影响膀胱功能的药物。

2. 患者测压前 2～3 小时禁食禁水，以免测压过程产生大量尿液影响灌注结果。

3. 灌注的速度会影响测定的结果，应以均匀的速度滴入膀胱。一般采用 10～20ml/min 作为常规灌注速度。

4. 在测定前测试各管道是否通畅，仪器各功能运作是否正常。

5. 当患者出现漏尿时注意观察漏尿点的膀胱压力及灌入量，并停止测压。

三、盆底肌功能的指导训练技术

【定义】

盆底肌肉群有维持子宫、膀胱、直肠等盆腔器官正常位置，参与排尿、排便等生理活动的作用。妊娠、分娩、衰老、长时间腹压增加等均会导致盆底肌肉的功能下降，引起盆底肌功能障碍性疾病。

【目的】

提高盆底核心肌群肌力，改善尿失禁、盆腔器官脱垂等症状。

【适应证】

1. 各类型尿失禁。

2. 精癃（良性前列腺增生）术后康复患者。

3. 尿道、生殖道修补术辅助治疗。

4. 膀胱肿瘤（尿血）根治、原位回肠代膀胱术后康复患者。

5. 中、晚期妊娠及产后女性。

【禁忌证】

1. 过度肥胖。

2. 阿尔茨海默病。

3. 严重的糖尿病。

4. 心律失常或心功能不全的患者。

5. 膀胱出血（血尿）、尿路感染急性期和肌张力过高者。

【评估】

1. 通过对盆底肌的电子生物反馈技术，评估一类肌纤维浅层及二类肌纤维深层肌力和耐力。盆底肌肌力分为5级，一般3级以上盆底肌肌力相对较好，如果在3级以下建议进行盆底肌康复治疗。女性产后多通过超声检查评估。

2. 向患者解释盆底肌康复训练能提高盆底肌肉核心力量，对膀胱及直肠功能意义重大。

【操作步骤】

1. 自我训练（凯格尔训练）

嘱患者排空膀胱、全身放松，取坐位、站位或卧位。收缩及夹紧肛门口与尿道口（女性尿道口、阴道口），就像忍住大小便一样（图3-9）。收缩与放松肌肉各维持5~10秒，重复5~10遍，每日至少5次。初期练习可先每日5

次，之后逐步增加至每日 10 次。

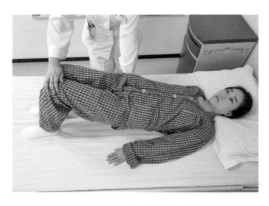

图 3 -9   凯格尔训练

2. 辅助训练

（1）盆底肌治疗仪   是将电极置入阴道或直肠内，检测盆底肌肉的电信号活动，将模拟的声音或视觉信号反馈给患者和医生，帮助医生通过反馈的信息了解患者的肌肉状态，让患者在反馈信号的指导下，学会正确自主控制盆底肌的收缩和舒张。盆底肌治疗仪（图 3 - 10）可以通过局部电刺激和生物反馈的方法刺激盆底神经来唤醒盆底肌肉群，从而使神经和肌肉组

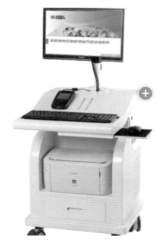

图 3 - 10   盆底肌治疗仪

织得到锻炼，增强盆底肌的功能。

（2）多媒体反馈训练　是将患者的盆底肌电信号转化为多媒体动画和声音并反馈给患者，帮助患者了解自身盆底肌的活动状态，并有意识地去控制，从而达到改善盆底肌肉异常状态的目的。多媒体反馈训练模式包括放松训练、力量增强训练、耐力训练和精准性训练。这种训练方式可以有效地增加患者的依从性。

（3）心理放松训练　在舒缓的音乐声中，患者可以闭上眼睛，想象进入一个静谧的环境或者海边、日落的情景，嘱咐患者从颈部、后背、盆底、大腿、小腿逐步放松全身的肌肉，并配合腹式呼吸。

【注意事项】

1. 盆底肌肉运动并不是腹部或大腿的收缩运动，因此在做运动时，可用手感觉腹部，腹部无明显的起伏、震动，或者可通过仪器生物反馈的方法判断收缩运动是否正确。

2. 收缩的同时保持正常呼吸（收紧时不可屏气）。

3. 盆底肌肉运动不受时间、地点、姿势的影响和限制，随时随地都可以做。

4. 要坚持盆底肌肉训练，长期坚持凯格尔训练效果更佳。

四、间歇导尿术

【定义】

间歇导尿术指患者膀胱充盈无法自主排尿时，将一次性无菌导尿管插入膀胱内，引出尿液，结束后拔出的一种规律性排空膀胱的方法。

【目的】

1. 使膀胱规律性地排空和充盈，维持膀胱正常功能。

2. 规律排出残余尿液，防止泌尿系统和生殖系统感染。

3. 尽早建立反射性膀胱功能。

4. 保护肾脏功能，提高患者生活质量。

【适应证】

1. 神经源性膀胱功能障碍，如脊髓损伤、多发性硬化、脊髓炎、脊柱肿瘤等导致的排尿障碍。

2. 非神经源性膀胱功能障碍，如产后尿潴留。

3. 部分膀胱梗阻和膀胱排空不完全。

【禁忌证】

1. 病情不稳定，需大量输液。

2. 膀胱或尿道病变、损伤、生理解剖异常，膀胱容量小于 200ml。

3. 肾脏或输尿管水肿、积液。

4. 严重尿路感染且伴有全身症状。

5. 每日摄入液体量无法控制在 1500 ~ 2000ml。

6. 不能自行导尿且照顾者无法协助导尿的患者。

7. 宣教后仍缺乏认知，不能按计划执行、配合。

【评估】

1. 查看泌尿系统 B 超、尿流动力学监测、膀胱容量、尿常规均在正常范围。

2. 评估患者排尿情况、饮水计划执行情况、会阴部清洁度、心理状况、配合程度等。

3. 了解患者康复训练时间，协助制订饮水计划、间歇导尿时间及频次。

【准备】

1. 护士准备

着装整洁，去除尖锐物品，洗手，戴口罩。

2. 用物准备

一次性治疗巾、一次性无菌大棉签、会阴护理液、一次性聚乙烯(PE)手套、一次性无菌手套、一次性无菌亲水涂层间歇导尿管、有刻度的尿壶、纸巾、膀胱日记本、手消毒剂。

3. 环境准备

环境安静，温湿度适宜，有私密性空间，保护患者隐私。

【操作步骤】

1. 核对医嘱，检查用物是否准备齐全、所有用物是否均在有效期内。

2. 核对患者床头卡、腕带信息。

3. 向患者及家属讲解间歇导尿的目的、操作过程、治疗意义及重要性。

4. 拉隔帘，脱下患者近侧裤管搭至对侧腿上，两腿分开，充分暴露会阴区。

5. 用七步洗手法清洁双手。

6. 戴一次性 PE 手套，在患者臀部垫一次性治疗巾，暴露尿道口，使用一次性无菌大棉签蘸取会阴护理液清洁尿道口及会阴部(按无菌导尿方法清洁尿道口及会阴)。

7. 会阴清洁后在大腿间放置尿壶。

8. 褪去 PE 手套,用七步洗手法清洁双手,打开一次性无菌亲水涂层导尿管悬挂于床旁或治疗车旁待用。

9. 戴一次性无菌手套,取出亲水涂层导尿管。

(1)女性患者 分开大阴唇,暴露尿道口,插入导尿管 2～3cm,见尿后再插入 1～2cm。

(2)男性患者 握住阴茎,插入导尿管,有阻力时使阴茎与腹部成 60°角,阻力消失后,轻柔缓慢地插入导尿管 16～18cm,见尿后再插入 1～2cm。

10. 当尿液停止流出时,将导尿管缓缓拔出 1cm,嘱患者吸气、鼓肚子以增加腹压,确定有尿液排出。尿液停止时,继续将导尿管拔出 1cm,直至膀胱内尿液全部排出。

11. 拔除导尿管时将导尿管头部反折,缓慢拔出,用纸巾擦拭会阴部,撤臀部治疗巾,所有用物均按医疗垃圾处理。

12. 褪去一次性无菌手套,用七步洗手法洗手。

13. 记录导尿时间、尿液性状、尿量、操作是否顺利。

14. 整理治疗车。

五、清洁自我间歇导尿术

适用于双手灵活、可端坐位的患者。

【准备】

用物准备:一次性湿纸巾、一次性亲水涂层间歇导尿管、一次性 PE 手套、洗手液、尿壶(图 3 - 11)。

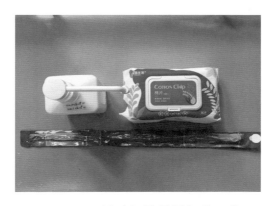

图 3-11 清洁间歇导尿部分用物

【操作步骤】

1. 用七步洗手法清洁双手(使用洗手液)。

2. 坐于轮椅上或端坐于床上(女性患者于两腿间放置一面小镜子,便于插管),打开间歇导尿管。

3. 戴一次性 PE 手套,清洁会阴部,手持导尿管最末端,不可接触管体,插入导尿管,当尿液停止流出时,将导尿管缓缓拔出 1cm,吸气、鼓肚子以增加腹压,确定有尿液排出。尿液停止时,继续将导尿管拔出 1cm,直至膀胱内尿液全部排出。

4. 拔除导尿管时将导尿管头部反折,缓慢拔出,用纸巾擦拭会阴部。

【健康宣教】

(一)执行间歇导尿前宣教

1. 向患者及家属讲解间歇导尿的原因、目的、操作方法及需要家属配合的事宜(执行饮水计划,记录排尿日记)。

2. 执行间歇导尿前 3 天,指导患者按饮水计划饮水,每天饮水量控制在 1500～2000ml,按输液、进食、康复时间进行合理分配。输液时避免饮水。睡前 3 小时、20:00—06:00 不宜饮水,每次饮水不超过 200ml。避免饮用(食用)浓茶、咖啡、西瓜、含乙醇等利尿性饮料及水果。如需饮用,可增加间歇导尿一次。

3. 根据康复训练时间、饮水计划、膀胱容量、残余尿量协助患者确定间歇导尿时间及次数。

4. 每次间歇导尿前 5～10 分钟进行意念排尿训练(方法见神经源性膀胱训练)。

5. 指导家属记录膀胱日记,讲解记录的重要性。

(二)间歇导尿执行期宣教

1. 讲解会阴部清洁方法、七步洗手法、按计划饮水及间歇导尿。如遇到下列情况及时与护士、医生沟通。

(1)尿道损伤 出现导尿管带血、血尿。

(2)插管困难 导尿管插入阻力大,导尿管插入困难,患者疼痛增加无法忍受。

(3)尿路感染 尿道口疼痛,尿液混浊、有异味、有沉淀物,导尿管被沉淀物堵塞,下腹部或背部疼痛、有烧灼感等。

(4)排尿状态改变 出现漏尿、自排尿、尿失禁变尿潴留等。

2. 间歇导尿每日 4～6 次,每次导尿量不超过自身膀胱安全容量。

（三）间歇导尿出院时宣教

1. 出院前 3 天教会患者或家属间歇导尿的方法并讲解注意事项。

2. 出院时携带 1 周的间歇导尿管。

3. 出院后仍按计划执行间歇导尿及饮水计划，每周复查尿常规，每季度复查泌尿系统 B 超，每年或排尿情况有改变时复查尿流动力学。留取患者基本信息及间歇导尿情况，定时随访。

【注意事项】

1. 按计划导尿，避免膀胱过度充盈，或超过膀胱安全容量导尿。

2. 膀胱充盈时禁忌腹压排尿。

3. 插导尿管时动作轻柔，当导尿管通过男性患者输尿管狭窄部和耻骨下弯、耻骨前弯时嘱患者缓慢深呼吸，插入导尿管避免用力过猛造成尿道损伤。

4. 插管困难时应先暂停 5 ～ 10 秒，并把导尿管拔出 3cm，嘱患者深呼吸，放松后缓慢插入。

六、神经源性肠道康复护理技术

【定义】

神经源性肠道康复护理技术是指针对支配肠道的中枢神经或周围神经结构受损，或疾病导致神经功能异常，引起的直肠排便机制障碍，促进其恢复的康复护理技术。

【目的】

1. 降低便秘或大便失禁的发生率。

2. 减少对药物的依赖性。

3. 帮助患者建立胃结肠反射、直结肠反射、直肠肛门反射。

【适应证】

1. 神经源性直肠所致的便秘及大便失禁。

2. 神志清醒，可配合康复治疗的患者。

【禁忌证】

1. 严重损伤或感染。

2. 神志不清或不能配合的患者。

3. 伴有全身感染或免疫力极度低下者。

4. 有显著出血倾向的患者。

【评估】

1. 病史

询问患者神经受损的病史、发病前的肠道功能和排便模式。

2. 肠道功能评估

如腹胀、便秘、大便失禁、每次排便耗时、药物依赖性和排便功能。

【准备】

1. 用物准备

一次性无菌手套、石蜡油、手消毒剂、一次性治疗巾。

2. 环境准备

环境安静，温湿度适宜，有私密性空间，保护患者隐私。

【操作步骤】

1. 核对医嘱，检查用物是否准备齐全、所有用物是否均在有效期内。

2. 向患者及家属讲解神经源性直肠康复训练的重要性及操作方法。协助患者翻身，使患者左侧卧位。

3. 戴无菌手套，用石蜡油润滑手指。

4. 将戴着润滑手套的手指插入肛门 2～3cm，再用手指轻柔地做环形运动，顺时针刺激肠壁 30～60 秒，以刺激直肠排空。

5. 取出手指，以允许反射性收缩，促进粪便排出。

6. 大便失禁患者的肠道康复护理首选生物反馈治疗。

（1）肌力训练　进行肛门括约肌和盆底肌肌力训练，增加括约肌的神经－肌肉控制能力。患者平卧，双下肢并拢，双膝屈曲稍分开，轻抬臀部，提肛 10～20 次，每天练习 4～6 遍。

（2）营养管理　日常饮食中充足的液体摄入量为每天 1500～2000ml；膳食纤维的摄入量为每天 30g，包括可溶性和不可溶性膳食纤维；避免进食刺激性和难以消化的易产气食物。

（3）建立规律的排便习惯　结合生病前的排便习惯与生活方式养成定时排便习惯和正确如厕方式，早晨或饭后 20 分钟内利用胃结肠反射坐在马桶上或左侧卧位在床上进行排便，有助于改善肠道功能，对直肠感觉功能障碍所致的大便失禁有益。

（4）腹部按摩　进行腹部顺时针按摩（图3－12），自右下腹、右上腹、左上腹、左下腹做顺时针环形按摩，促进肠蠕动，每次10~15分钟，每日2次。

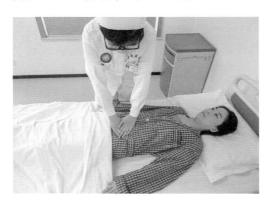

图3－12　腹部按摩

（5）穴位按摩　按揉天枢、关元、支沟、足三里4个穴位，每个穴位按揉3~5分钟。

【注意事项】

1. 肛门－直肠刺激适用于反射性大肠，有排便反射存在的患者。

2. 操作前确认直肠内有大便后再进行刺激，坚硬的大便润滑手指后抠出。

3. 操作时动作轻柔，勿伤及肠黏膜。

4. 每2分钟可重复刺激一次，最多连续6次。

5. 如6次刺激后肠道仍有大便残留，应人工取便。

6. 倾听患者主诉，如有不适、多汗应停止操作，给患者饮用温开水，以保证体力。

七、轮椅使用的指导训练技术

【定义】

选择并应用轮椅帮助下肢残疾或全身虚弱患者完成移动、社交、生活自理等活动。轮椅可分为普通轮椅、电动轮椅、截肢患者用轮椅、站立轮椅、竞技轮椅和儿童用轮椅等。

【目的】

借助轮椅进行功能训练，使病残者生活得以自理。

【适应证】

1. 运动系统伤病、下肢伤病或神经系统伤病导致步行功能减退或丧失者。

2. 严重的心脏病或其他疾患引起全身衰竭者。

3. 中枢神经疾患使独立步行有危险者，高龄老人步行困难易出意外者。

4. 脊髓损伤、下肢伤残、颅内损伤、脑卒中偏瘫、骨关节疾病、年老体弱者。

【禁忌证】

严重的臀部压疮或骨盆骨折未愈合者。

【评估】

1. 评估

康复医生评估患者，根据患者的年龄、疾病诊断、功能障碍、康复需求等选择轮椅。

2. 解释

护士向患者说明轮椅的作用，教会患者自己操作轮椅，如自由控制轮椅方向、刹车杆起止及稳定作用，指导患者掌握各种转移方法，知晓如何进退及转向，达到应用自如、进出方便的效果。

【操作步骤】

以下为截瘫患者轮椅转移训练：

1. 坐式转移

双手支撑身体，抬起臀部，向左右、前后转移，减压以预防压疮（图 3－13）。

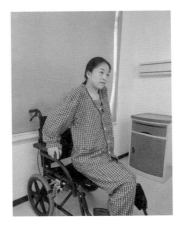

图 3－13　坐式转移

2. 床与轮椅之间的转移

1）方法一

（1）床到轮椅的垂直转移　将病床调节至与轮椅齐平的高度，轮椅与床成直角，用刹车固定轮椅，协助患者用双手支撑将臀部移至床边背向轮椅，然后将双手放在轮椅扶手两侧，撑起上身，协助患者臀部向后坐于轮椅内，解除刹车固定，将轮椅移至患者足跟搭于床沿，用刹车固定轮椅，移回脚踏板，将双足放于脚踏板上面(图 3 - 14)。

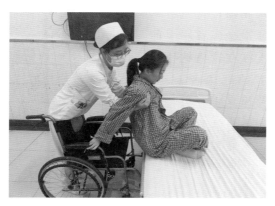

图 3 -14　床到轮椅的垂直转移

①推进与后退训练：

后退：患者双手放于轮环的前方，向后发力，身体微前倾，缓慢后退。

推进：患者坐稳，身体保持平衡，双眼注视前方，然后双臂向后伸，放于轮环的后方，身体前倾，双手同时用力搬动轮环向前，使轮椅前行。

②转换方向训练(以转向右侧为例)：患者先将右手置于轮环的前方，左手置于轮环的后方，向前、向右移动。左侧反之。

③减压训练：指导患者每隔 15 ~ 20 分钟，用双上肢支撑身体，抬起臀部进行减压(图 3 - 15)。不能用手支撑起身体者，可将躯干侧倾，交替使一侧臀部离开坐垫，进行轮流减压。

（2）轮椅到床的垂直转移　将轮椅和床垂直放置，用刹车固定轮椅；将患者双足放置于床沿；患者躯干前倾，双手支撑在轮椅的扶手上，操作者抬起患者上身，将其臀部移至床上；患者双手支撑床面将身体移于床中间位置，用上肢帮助摆正下肢的位置（图3-16）。

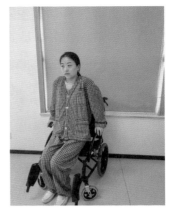

图3-15　减压训练

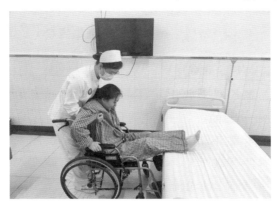

图3-16　轮椅到床的垂直转移

2）方法二

（1）利用滑板侧方平行转移　轮椅和床平行靠近，制动，卸下靠床侧扶手，将双下肢移至床面；将滑板架在轮椅和床之间，滑板的一端插入患者臀下；患者一手支撑于置于轮椅坐垫上的滑板一端，另一手支撑于置于床垫上的滑板另一端，抬起上身，将臀部通过滑板移至床上；撤去滑板。

（2）利用滑板后方转移　轮椅从后方靠近床沿，制动，拉下轮椅靠背上的拉链或卸下靠背；在轮椅与床之间架上滑板，滑板的一端插入患者臀下并固定好；患者用双手支撑于床面将身体抬起，向后移动坐于床上；再用双手将下肢抬起移至床上并摆正；最后撤除滑板。

（3）利用上方吊环由轮椅向床的转移（床在身体左侧）轮椅从左侧平行靠近床，制动，卸下靠床侧扶手；先将双腿移到床上，再将左手伸入上方吊环，右手支撑于轮椅扶手；在右手用力撑起的同时，左手腕或前臂向下拉住吊环，臀部提起，向床上转移。

3. 四肢瘫患者一人协助轮椅—床转移

患者坐在轮椅中，双足平放于地面。协助者面向患者，采用髋膝屈曲、腰背伸直的半蹲位，用双脚和双膝抵住患者的双脚和双膝的外侧，双手抱住患者的臀部，同时患者躯干向前倾，将下颏抵在协助者的一侧肩部。协助者用力将患者向上提起，呈站立位后，再向床边转动。协助者左手仍扶住患者臀部，右手向上移动至其肩胛骨部位以稳定躯干，同时控制住患者的膝关节，屈曲其髋关节，将其臀部轻轻放到床上。

4. 轮椅—治疗垫转移训练

用刹车固定轮椅，双手支撑身体，抬起臀部将臀部移到轮椅坐垫前缘；双手握住扶手，上身前倾使臀部离开轮椅；上肢屈肘支撑躯体，转移到治疗垫上坐好，用上肢帮助摆正下肢的位置。

5. 治疗垫—轮椅转移训练

方法与上述"轮椅—治疗垫转移训练"顺序相反。

【注意事项】

1. 转移前

护理人员应评估患者的能力，全身及局部肢体的活动情况，对轮椅坐位的耐受程度，使用轮椅的认知程度及接受程度。消除患者的紧张、对抗心理，以配合转移。详细讲解转移的方向、方法和步骤、技巧，可由护士辅助反复练习。

2. 转移时

应注意安全，避免碰伤肢体、臀部、踝部的皮肤，指导患者穿合适的鞋、袜、裤子，以防跌倒。患者自己操作轮椅时，掌握轮椅操作要领，坐姿正确，保持平稳。使用轮椅转移过程中，注意检查轮椅的安全性能，用刹车固定好轮椅；互相转移时，两个平面之间的高度要相等，尽可能靠近，物体应稳定，空间要足够；床与轮椅间转移时，轮椅放置的位置要合适（缩短距离及减小转换方向），去除不必要的物件。

3. 转移后

长时间坐轮椅易产生压疮，应定时抬高臀位减压或选用合适的坐垫，保护皮肤，合理饮食，适当控制体重。轮椅行进中辅助者应注意患者的体位是否正确（尤其要注意双脚是否放于脚踏板上），行进速度宜缓慢，随时注意周围环境及观察患者情况，避免发生意外。

第三节　脑瘫患儿常用康复护理技术

脑瘫患儿的康复护理是一项重要的工作，因为这些患儿往往面临身体和认知方面的挑战。脑瘫患儿的康复护理要注意合理的营养摄入，确保清洁和卫生，加强言语和心智训练，进行适当的运动训练，改善患儿的运动功能，帮助其建立对疾病的正确认知，确保患儿处在安全的环境中进行康复和生活。每个患儿的情况都是独特的，因此应根据具体需要进行相应的调整。

一、环境设施

这些建议都是为了确保脑瘫患儿的安全和舒适，使患儿的日常生活更便利。具体来说：

1. 选择带有护栏的多功能床

这样的床可以防止患儿从床上跌落，同时又方便进行各种护理操作，如换床单、清洁面部、翻身等。

2. 房间内配备无障碍设施、呼叫器等

对于脑瘫患儿来说，房间内的设施应尽可能方便其移动和活动，也可以在患儿需要帮助时及时呼叫他人。例如，可以在地板上铺设防滑材料，防止患儿在地面活动时滑倒，方便轮椅的移动；也可以在墙壁上安装扶手，帮助其站立和行走。

3. 避免灯光直接刺激患儿的眼睛

对于有视觉敏感的脑瘫患儿来说，过强的光线可能会刺激患儿的眼睛。因此，应该选择光线柔和的灯泡，同时在使用灯光时加上遮光罩，避免刺激眼睛。

总之，以上这些建议的主要目的是让脑瘫患儿能在安全和舒适的环境中得到最大限度的康复。

二、康复护理目标

1. 加强营养，保证身体的正常发育

脑瘫患儿往往需要高营养的食物来支持大脑发育和身体成长，应该为其提供均衡的营养，包括蛋白质、碳水化合物、脂肪、维生素和矿物质等。特别要注意患儿对热量和蛋白质的需求，因为其身体活动较多，消耗能量也较大。

2. 注意安全，避免发生各种意外

脑瘫患儿的身体控制能力较弱，更容易发生意外，如跌倒、碰撞等，因此，要确保患儿的生活环境安全，家中地板应防滑，家具的边角应圆润，避免意外发生。同时，应教会患儿在无人陪伴时如何自我保护。

3. 加强体能及生活自理能力训练

体能训练可以帮助患儿增强体力，提高其活动能力。生活自理能力训练能让患儿更好地照顾自己，增强其自信心和生活独立性。这些训练应根据患儿的身体状况和年龄逐步进行。

4. 纠正异常行为，增强信心，培养社交能力

一些脑瘫患儿可能会有自卑、孤独等心理问题，应通过纠正患儿的异常行为，增强其信心，培养其社交能力，从而使其更好地融入社会生活。

5. 防止关节挛缩畸形的发生

脑瘫患儿长期卧床或活动不便，可能会导致关节挛缩

畸形。应定期为患儿进行关节活动和按摩，防止这种情况的发生。

6. 关注身心健康

除了身体健康，心理健康同样重要。脑瘫患儿可能会因为自己的状况而感到有压力和焦虑。家长和医护人员应关注患儿的情绪变化，为其提供必要的支持和安慰。

总的来说，这些建议涵盖了脑瘫患儿康复过程中的各个方面，包括身体、心理和社会适应能力等。康复护理过程中，着重关注以上几个方面，可有效提高患儿的生活质量。

三、康复护理指导

1. 向患儿家长介绍脑瘫的病因、临床表现、治疗方法及预后。

2. 教会家长正确的卧床姿势，在患儿的床两侧挂一些颜色鲜艳或能发出声音的玩具，吸引患儿，使其经常受到声音和颜色的刺激，以利于康复。

3. 教会家长如何正确地抱脑瘫患儿，每次抱患儿的时间不宜过长，以便患儿有更多的时间进行康复训练。为了避免患儿分散注意力，在抱患儿时不要将他们的脸靠近拥抱者胸前。保持患儿头部和躯干处于或尽可能接近正常位置，并确保其双臂不受压。对于双手都能抓握但头部控制能力较差的患儿，可以让其用手抓住拥抱者的衣服，或者把手放在拥抱者的肩膀上或脖子上。

四、进食活动的康复护理

1. 保持营养、水和电解质平衡，确保充足的营养摄入，增强身体抵抗力，防治并发症，维护健康，提高预防疾病和残疾的能力。

2. 饮食需遵循粗细粮搭配、动植物蛋白搭配、鱼虾蔬菜搭配的原则，同时注意补充钙、维生素 A、维生素 C、维生素 D 以及铁等营养素。

3. 在患儿进食方面，应根据患儿自身特点选择最适合的进食姿势。

（1）抱坐喂食　适用于无法独立坐位的患儿，其头部可以控制，进食安全且易于吞咽。

（2）面对面进食　适用于有一定头部控制和躯干控制能力的患儿，可以增加患儿的安全感，促进情感交流。

（3）坐位进食　适用于能独立坐位的患儿，注意保持安静，避免患儿情绪波动。

（4）坐在固定椅子上进食　适用于年龄较大的患儿，可以保持安全和稳定，有利于患儿集中注意力。

（5）侧卧位进食　适用于不能坐稳的患儿，可以保持呼吸通畅，易于吞咽。

（6）俯卧位进食　适用于不能坐稳的患儿，可以避免窒息和误吸的风险。

4. 喂食时的其他注意事项如下。

（1）喂食位置要低于患儿口唇，食匙从口唇中央插入，避免患儿头部过度伸展和向一侧回旋。

（2）对于口腔闭合困难的患儿，将食物喂到其口内后，要立即用手托起患儿下颌，促使其口腔闭合，避免食物外流。

（3）若食物不能及时吞咽，可轻轻按摩下颌舌根部，以促进患儿做吞咽动作。

（4）喂食时，在患儿牙齿紧咬的情况下，切勿强行将食匙抽出，应等待患儿自动松口时迅速抽出。

（5）喂食时应根据患儿自身特点，选择合适的进食姿势，以确保安全和舒适。

五、穿脱衣物的康复护理

1. 穿脱衣服

（1）脱套头衫或背心时，应先以健侧或功能较好的手为主，拉起衣角，将衣服从头上脱下；然后，先脱下健侧或功能较好一侧的衣袖，患侧或功能较差的一侧后脱。穿衣时，先穿患侧或功能较差侧的袖子，再穿健侧或功能较好侧的袖子；然后以健侧为主将衣服套入头部，拉下衣角。

（2）对于对襟的衣服，可以先将下面的纽扣扣好，根据患儿的情况，留 1～2 个上面的纽扣不扣，按照套头衫的穿脱方法进行。

穿脱衣服时应注意患儿的体位，通常让患儿先学脱、后学穿。

2. 穿脱裤子

取坐位，先将患侧或功能较差侧的下肢套入裤筒，再穿另一侧。然后躺下，边蹬健侧足，边向上提拉裤子到腰部并穿好。脱法与穿法相反。

下肢障碍较重的患儿穿脱裤子：取坐位，双腿套上裤子后，转向右侧半卧位，提拉左侧的裤筒；转向左侧半卧位，提拉右侧裤筒。左右交替进行。脱法与穿法相反。

六、抱姿的康复护理

掌握患儿自身的行动能力和异常特征，了解患儿需要何种程度的扶持，并掌握其需要控制的身体部位。不同类型的患儿抱法各不相同。如果抱姿不正确，会影响患儿的康复效果。

1. 不随意运动型患儿的抱姿

将患儿的下肢并拢，充分弯曲髋膝关节，使其尽可能靠近胸部。同时，拥抱者用上臂控制患儿上肢，防止上肢和肩膀向背部用力；拥抱者用胸部支撑患儿的头部，防止头颈部向后倾斜（图3-17）。这个姿势不宜时间过长，可以在该姿势左右摆动患儿。

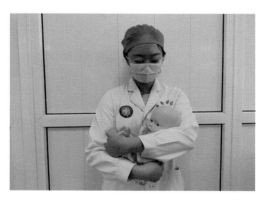

图3-17　不随意运动型患儿的抱姿

2. 痉挛型患儿的抱姿

将患儿的上肢放在拥抱者的肩膀上，并尽可能地将其置于拥抱者的脖子上。将患儿的下肢分开置于拥抱者的腰两侧，可以减少患儿下肢肌肉紧张(图3-18)。

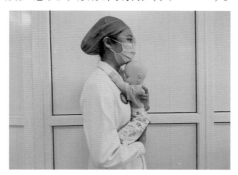

图3-18　痉挛型患儿的抱姿

3. 肌张力减退型患儿的抱姿

肌张力减退型患儿的身体软弱无力，头部和颈部没有自控力。因此，重要的是给其一个良好的支撑，在髋关节弯曲的同时促进头部和脊椎的伸展，并保持姿势对称(图3-19)。

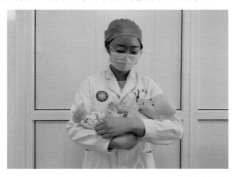

图3-19　肌张力减退型患儿的抱姿

4. 年龄较大、体重较重型患儿的抱姿

采用两个人同时抱患儿的方法，一个人背对患儿，肩负其前臂，握住患儿的手，使其上肢向前伸展。另一个人面对患儿，用手臂将患儿的脚夹在背对患儿者的腋下，或用肘部将患儿的脚固定在背对患儿者的躯干两侧；用手支撑患儿的双侧髋关节，拇指向下推压患儿骨盆，以充分伸展患儿的髋关节（图 3 - 20）。

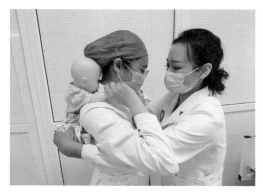

图 3 - 20　年龄较大、体重较重型患儿的抱姿

5. 屈曲功能良好型患儿的抱姿

一只手支撑患儿的上臂，另一只手支撑患儿的骨盆区域，可以防止患儿双下肢交叉（图 3 - 21）。

6. 伸展功能良好型患儿的抱姿

面对患儿，将双手伸到患儿腋下，使其上肢向前伸展，头部呈前屈状态，并从仰卧位姿势抬起患儿身体。此姿势对髋膝关节的位置是有益的（图 3 - 22）。

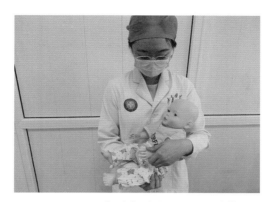

图 3 –21　屈曲功能良好型患儿的抱姿

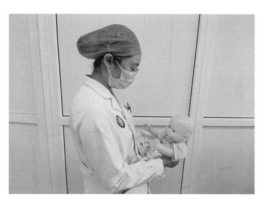

图 3 –22　伸展功能良好型患儿的抱姿

7. 严重角弓反张型患儿的抱姿

将患儿的头部、肩部、髋关节和膝关节置于屈曲位置（图 3 –23）。

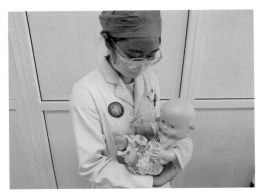

图 3-23 严重角弓反张型患儿的抱姿

七、洗浴的康复护理

为患儿洗浴时要注意以下八点：

1. 浴室温度应控制在 27℃ 左右，以确保患儿不会感到过冷或过热。

2. 水温应控制在 38～39℃，这是适宜大多数患儿的理想水温。

3. 浴室地面应设有防滑材料，并设置扶手等安全措施，以防止患儿滑倒或跌倒。

4. 需要预先准备好患儿的洗浴用品，如毛巾、沐浴露等。

5. 浴盆底部应倾斜，以便能支撑患儿的背部。也可以准备一个可固定于浴盆上的防滑枕，使患儿可以躺卧于浴盆中，这样更安全。

6. 对于重症痉挛型患儿，可以将一个大球充上半量的气体放于浴盆中，患儿可以坐在球上或俯卧在球上进行洗浴，这样可以避免患儿因坐不稳而滑倒。

7. 对于不随意运动型患儿，由于坐位不稳定，可以用松紧带固定患儿的背部，以确保其在洗浴过程中保持稳定。

8. 对于重症不能取坐位的患儿，可以利用放入浴盆中的木板进行洗浴，这样可以避免患儿因无法坐起而滑倒。

总之，为患儿进行洗浴时需要注意安全措施、水温、浴室温度、准备好洗浴用品以及根据患儿的情况采取相应的洗浴方式。这样可以确保患儿在洗浴过程中的安全和舒适。

八、如厕的康复护理

关于如何为患儿记录排便时间、进行如厕训练的建议：

1. 记录排便时间

对于所有年龄段的患儿，无论其疾病程度如何，都可以进行排便时间记录。一种常见的方法是让患儿在固定的时间点进行排便，例如早上、中午或晚上。另外，也可以在患儿排便后立即记录时间，这样可以更好地追踪其排便习惯。

2. 如厕训练

如厕训练是必要的，尤其是对那些已经能够控制自己身体的患儿。首先，要建立一个固定的如厕时间表，例如早上、中午、晚上或者饭后。其次，使用各种方法来鼓励患儿使用坐盆，例如在坐盆上放置患儿喜欢的玩具，或者为其准备一个特别的"便盆椅子"。

3. 标志信号

让患儿明白何时该去厕所或使用便盆，教患儿通过声音、手势或者文字来发出"我要去厕所"的信号。

4. 示范和模仿

为患儿演示如何使用厕所或便盆，并鼓励患儿模仿演示者的行为。

5. 奖励机制

当患儿成功使用厕所或便盆时，给予其适当的奖励。这不仅会激励患儿做得更好，还能帮助其建立正确的行为模式。

6. 长期追踪和耐心

改变患儿的如厕习惯通常需要一些时间，因此要保持长期的追踪和耐心。

对于较小的患儿，他们可能无法独立完成这些动作，如厕训练可能需要更多的辅助和照顾。

九、言语障碍的康复护理

言语障碍的康复护理是针对伴有言语障碍的脑瘫患儿的康复护理措施。

1. 进行言语训练和认知功能训练

言语训练可以帮助患儿提高言语表达和理解能力，进而恢复言语能力。认知功能训练则可以改善患儿的认知技能，包括注意力、记忆力、思维能力等。

2. 早期训练

早期训练可以为患儿提供良好的交流环境，有助于患儿在言语和认知方面取得更好的发展。

3. 言语训练的三个阶段

发音、理解和表达能力的训练是言语训练的三个重要阶段。在训练中，应该从最简单的单音开始，逐渐增加难度，通过反复训练和配合各种感官刺激（如食物、图片、肢体动作等）来增强患儿的言语能力。

4. 结合家庭训练

除了专业的训练外，家庭成员也应当参与到患儿的言语康复中来。平时多跟患儿说话，通过游戏的方式让患儿练习发音或说话，有助于树立患儿学说话的信心并保持愉快的心情。

5. 创造良好的言语环境

为了使患儿能够更好地进行言语训练，需要创造一个安静、安全、宽敞且隔音效果好的环境。同时，尽量避免视觉上的干扰，以免影响患儿的注意力。

6. 因材施教和个体化原则

每个患儿的情况不同，应该根据患儿的实际情况进行个体化训练。这样可以更好地满足患儿的需求并逐步提高其言语表达意识。

7. 鼓励和耐心

在训练过程中，应该不断鼓励患儿发声并与其对话，即使他们说得不好也不要放弃。长期的、高频率的训练可以取得更好的效果，但需要极大的耐心和坚持。

十、情绪、心理障碍的康复护理

心理护理是脑瘫患儿必不可少的护理手段。脑瘫本身不存在可治愈性，多数脑瘫患儿确诊后对家庭的打击都是巨大的，长时间的治疗会大量消耗金钱和感情。

护理人员要用真诚的语言和行为安慰、帮助患儿家属，给予患儿家属足够的关心、鼓励，为其树立积极的治疗心态，让家属意识到生命的可贵，积极主动地配合医院进行治疗，最大限度地提升护理质量。

情绪的好坏可影响到康复效果和身心健康，护理过程中要尊重和理解患儿，为患儿进行各项功能训练、护理前，应取得他们的同意，让他们从心理上接受。

主动与患儿接触和交谈，善于正确运用语言技巧，用患儿能够理解的方式和通俗易懂的语言进行交流。

十一、合并癫痫的康复护理

癫痫发作时的处理措施如下：

1. 立即使患儿平卧

平卧有助于防止患儿在发作时跌倒或受伤，也有利于脑部血液供应。

2. 头偏向一侧

这样可以防止呕吐物阻塞呼吸道，避免引起窒息。

3. 松解衣领

这样可以避免患儿在发作时因颈部过度伸展而造成的伤害。

4. 使用舌钳

如果有舌后坠的情况，使用舌钳将舌头拉出可以防止其阻塞呼吸道，避免窒息。

5. 保持呼吸道通畅

注意清理呼吸道，避免因呼吸道阻塞而加重病情。

6. 注意患儿安全

在癫痫发作时，患儿可能会出现无意识的行为，如抓伤自己或跌倒，因此需要确保患儿周围环境的安全，避免受伤。

7. 观察

密切观察患儿的发作表现和持续时间，这对于后续的诊断和治疗非常重要。

8. 适当活动与休息

癫痫发作过后，患儿可能需要休息以恢复体力，同时也可以进行适当的活动，但应避免情绪紧张。

这些措施有助于在癫痫发作时保护患儿，确保其安全并有助于后续的治疗。

十二、小结

康复工作是一个长期的过程，需要持续的耐心、精力和关心。以下是对脑瘫患儿常用康复护理技术的总结：

1. 树立信心

康复过程中，信心是非常重要的。它可以帮助患儿及家长更好地面对挑战，积极配合治疗，并看到患儿的进步。尽管脑瘫的康复过程可能充满困难，但持续的努力和适当的支持可以帮助建立信心，使患儿和家长能够积极面对未来。

2. 康复护理

这是脑瘫患儿康复过程中的核心部分。专业的康复护理可以帮助改善患儿的功能，减轻残疾程度，提高生活质量及日常生活活动能力。

3. 人文关怀

这是在康复过程中不可忽视的一部分。脑瘫患儿不仅是身体上的弱者，也是心理上的弱者，需要更多的关心和爱护。社会、家庭、学校和医疗系统都应该为患儿提供必要的支持和关爱，让其感受到社会的温暖，从而更好地融入社会。

4. 增强治疗疾病的信心

这是康复过程中一个重要的目标。通过专业的治疗和护理，可以帮助患儿和家长增强信心，看到病情的改善和希望。此外，家长和社会的支持也可以增强患儿的信心，使其能够积极面对治疗的挑战。

第四章

特殊情况时的康复护理技术

第一节　新型冠状病毒感染的康复护理技术

一、俯卧位通气

【定义】

俯卧位通气（prone ventilation）是指在机械通气时将患者置于俯卧式体位，以改善患者氧合状态的治疗性体位措施。

【目的】

通过降低胸腔内压力梯度、促进分泌物引流和肺内液体移动，改善气体交换。

【适应证】

1. 清醒俯卧位通气

（1）血氧饱和度小于90%的患者。

（2）意识清醒可耐受俯卧位，能够自主识别不适及自主改变体位的患者。

（3）轻中度急性呼吸窘迫综合征（ARDS）患者，即氧分

压（PO_2）/吸入氧浓度（FiO_2）为 100 ~ 300mmHg（1mmHg =
0.133kPa）。

（4）使用经鼻高流量氧疗（HFNT）或其他无创呼吸设备
吸入氧浓度30% ~ 60%，鼻导管及面罩吸氧时氧流量达到
2 ~ 10L/min后血氧饱和度大于94%的患者。

（5）脑卒中合并肺部感染的患者。

（6）免疫功能低下不建议气管插管的患者或不符合气管
插管指征的患者。

2. 重症俯卧位通气

诊断为严重 ARDS 及难治性低氧血症的患者。

【禁忌证】

1. 脊柱、骨盆及长骨等不稳定性骨折的患者。

2. 颅内压增高、严重心律失常及血流动力学不稳定的
患者。

3. 腹部创伤不能耐受体位剧烈变化的患者。

4. 面部或颈部外伤的患者。

5. 妊娠及过度肥胖者。

【维持时间】

清醒患者俯卧位的最长持续时间为 8 小时，重症俯卧
位可持续 12 小时以上，主要取决于患者的耐受性和依从
性，可以通过 2 小时变换 1 次体位（俯卧位、左侧卧位和右
侧卧位、仰卧位）提高俯卧位的耐受性。

【结束标准】

1. 24 小时血氧饱和度大于92%时可以结束俯卧位通气。

2. 无效的俯卧位通气包括：①血氧饱和度增加 < 5%

时，俯卧位失败的患者；②氧合不能改善或出现严重并发症须立即终止的患者；③氧合指数较平卧位时下降的患者；④出现呼吸频率 >40 次/分、pH < 7.3、动脉血二氧化碳分压（$PaCO_2$）>50mmHg 等呼吸疲劳征象的患者；⑤没有气道保护能力须立即气管插管的患者；⑥血流动力学不稳定不能耐受俯卧位的患者；⑦氧合指数 < 150mmHg、血氧饱和度 <93%、格拉斯哥评分 <12 分、呼吸性酸中毒（$PaCO_2$ > 50mmHg），需要接受有创机械通气的患者；⑧呼吸衰竭未解决或继续恶化伴精神状态改变的患者。

【操作步骤】

（一）清醒俯卧位

1. 评估

评估患者的生命体征、意识状态、血氧饱和度、氧疗方式，仔细检查患者中心静脉置管及其他引流管道，将电极片和心电图导线分离，根据患者的情况确定翻身方向，夹闭引流管，并将管道放在床的对侧。

2. 操作前准备

（1）俯卧位前 15 分钟禁食。

（2）清理口鼻腔分泌物和异物。

（3）遵医嘱吸氧。

3. 操作流程

（1）摇平床头，协助患者取俯卧位。

（2）胸部垫软枕，使患者肩部放松；髋部垫软枕，使腹部悬空，以距离床面可伸入一拳为宜；膝关节屈曲，膝下垫软枕。患者头转向自觉舒适的位置，双上肢自然放于两侧或置于功能位(图 4 - 1)。

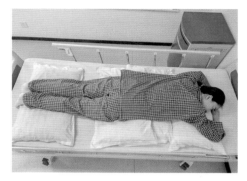

图 4 - 1　清醒俯卧位通气

(3)协助患者优化体位，减轻受力部位压力，提高舒适度，并调整患者的吸氧装置，避免受压。

(4)再次监测患者的血氧饱和度，嘱患者如出现胸闷及气短加重、头晕、疼痛、麻木、恶心、呕吐、腹胀等不适立即告知医护人员。

4. 护理要点

(1)监测生命体征，观察血氧饱和度、呼吸频率、患者舒适度等。

(2)清醒俯卧位期间如需连续心电监测，可将电极片及导线放置于患者背部。

(3)确保患者各类管路固定良好且通畅。

(4)确保呼叫设备在患者可及范围内。

(5)记录清醒俯卧位时长及病情观察。

(6)预防并发症的发生，如压力性损伤、非计划性拔管等。

（二）重症俯卧位

1. 评估

（1）神志情况、镇痛镇静评分〔Richmond 躁动－镇静评分（RASS 评分）为 4~5 分〕。

（2）各种管路（气管插管、胃管、空肠管、输液管道、动静脉导管、胸腹腔引流管、导尿管等）通畅。

（3）生命体征平稳，血流动力学稳定。

2. 操作前准备

（1）患者准备　①重症俯卧位应遵医嘱实施，征得患者及家属知情同意；②确定俯卧位通气翻转方向：根据仪器、导管的连接，由多向少翻转，或在重要管路对侧翻转；③清洁皮肤，将电极片移至肩臂部，整理各连接导线，留出足够长度；④夹闭非紧急管路（如导尿管、胃管等），保留必需的血管活性通路，断开其余静脉通路；⑤妥善固定各导管：管路方向与身体纵轴一致，留出足够长度；⑥保护易受压部位：垫泡沫型减压敷料或硅胶软枕；⑦提前 2 小时禁食及肠内营养，评估胃残余量；⑧充分镇痛，适当镇静，使患者处于相对镇静状态，以减轻患者的不安（建议RASS 评分为 4~5 分）；⑨清理呼吸道分泌物，保持呼吸道通畅。

（2）操作团队准备　①第一人（指挥者）位于床头，负责呼吸机管道和人工气道的固定、头部的安置和发口令；②第二人、第三人分别站于患者颈肩左右侧，负责中心静脉导管、胸部各引流管、体外膜肺氧合（ECMO）管路等；

③第四人、第五人分别站于患者左右臀部及大腿根部，负责股静脉/动脉管、腹部引流管等。

（3）人工气道准备　①人工气道患者的要求：头胸部垫枕受压后高度大于人工气道＋附件接头的高度；②具体实施步骤：测量人工气道＋附件接头的高度；测量垫枕受压后的高度；调整胸部圆形枕厚度，使其大于人工气道＋附件的高度。

3. 操作流程

（1）将三个软枕分别置于患者胸部、髋部、膝下，胸部枕头上缘平锁骨，髋部枕头避开男性生殖器。

（2）将患者双手紧贴于身体两侧，覆盖翻身单，翻身单上缘平患者锁骨水平。

（3）头部操作者固定患者头部、人工气道及呼吸机管路，另外四人将上下两层翻身单对齐，向患者方向卷至最紧。

（4）头部操作者再次同其他人员确认患者情况及翻转方向，并发出指令，共同托起患者平移至床的一侧，观察患者生命体征。

（5）头部操作者再次向大家确认患者及管道安全，发出指令统一翻转患者至90°时稍暂停，头部操作者轻托患者脸部并保证人工气道无受压，观察患者生命体征。

（6）站立于患者左右肩部的操作者固定患者体位，站立于患者臀侧者先上下换手，站立于肩侧者再上下换手，并顺势使患者翻身至俯卧位，观察患者生命体征。

（7）在保护肩部的情况下，将患者双手置于投降或游泳姿势。

（8）整理导管、导线、床单位。

4. 俯卧位结束

（1）俯卧位结束后，先管理好患者的管路，由第一人（指挥者）发出口令，其余人员同时将患者托起，先移向床的一侧，然后将患者转为侧卧位，撤出床垫上的软枕和敷料，然后将患者摆放至需要的体位。

（2）俯卧位治疗结束后，积极做好气道管理，加强气道引流。

（3）记录俯卧位结束时间。

5. 护理要点

主要观察血氧饱和度的变化、插管率及心率等生命体征并记录。在俯卧前和俯卧后 1 小时评估患者血氧饱和度、呼吸频率和呼吸困难等情况，俯卧过程中严密检查氧合辅助设备，防止移位或脱落而危及患者生命。

二、密闭式吸痰

【定义】

密闭式吸痰（CES）是使用具有柔软薄膜的吸痰管，使患者气道回路处于相对密闭状态的吸痰方式。

【目的】

1. 保证连续性通气和持续性供氧，可维持肺容量、氧合作用。

2. 保证了呼气末正压，可防止快速缺氧性肺泡塌陷，可避免反流、误吸情况的发生。

3. 清除气道内分泌物，保证呼吸道通畅，改善肺泡的通气和换气功能。

【适应证】

1. 氧储备差，使用开放式吸痰可能导致低氧血症的患者。

2. 使用呼气末正压通气（PEEP）的患者。

3. 呼吸道传染性疾病患者。

4. 痰液较多，需频繁吸痰的患者。

【禁忌证】

颅底骨折患者禁用经鼻腔吸痰，易引起颅内感染；肺水肿患者应少吸痰或不吸痰；进行肺复张时，也应尽量避免吸痰。

【评估】

1. 评估患者年龄、病情、意识、治疗情况。

2. 评估患者的心理状况及合作程度，是否需要镇静或约束，或请求同事协助操作。

3. 评估患者的血氧饱和度。

4. 评估气管套管、插管的型号及呼吸机参数设置情况。

5. 吸痰指征有以下几种：①肺部听诊有痰鸣音或呼吸机显示屏上容量压力曲线出现锯齿状图案（排除管路积水和抖动）；②患者出现呛咳，气道内有明显分泌物；③压控时潮气量下降或容控时气道峰压升高。

【操作步骤】

1. 连接密闭式吸痰器

（1）检查密闭式吸痰管，吸引端扣保护帽，滴药口及冲洗端均关闭。

（2）分离呼吸机管路与气管插管。

（3）将密闭式吸痰管的一端与气管插管连接，一端与呼吸机管路 Y 形接口连接。

（4）将日期标签贴在抽吸控制钮上，并标注日期、时间。

（5）检查生理盐水，连接输液器排气后，将输液器接头与冲洗口连接并旋紧，将抽吸控制钮开关旋转关闭。

（6）将密闭式吸痰管妥善放置在患者的头端，防止牵拉，防止吸痰管接触患者身体导致压疮发生。

2. 操作流程

（1）在呼吸机功能界面，点击"100% O_2"按钮，给予纯氧吸入 1～2 分钟。

（2）检查负压吸引装置，调整压力在合适范围（0.2～0.4kPa），将密闭式吸痰管的抽吸控制钮连接负压吸引连接管后，旋转打开控制开关。

（3）操作者站在患者头部，左手持吸痰管与负压吸引连接处，并用拇指控制负压控制按钮，右手持吸痰管从气管插管或气管切开套管插入所需深度。吸痰管插入深度为气管插管或气管切开套管长度再加 1cm。操作者一手控制密闭式吸痰管抽吸控制钮，一手将吸痰管移入气管插管内，至所需深度，操作应快速、轻柔。

（4）吸引时间不超过 15 秒，边吸边旋转退出吸痰管，停止吸痰并将吸痰管抽回至可看见导管上的刻度线，按负压控制按钮，注入生理盐水冲洗管腔内痰液，关闭吸痰器以备下次使用。

3. 护理要点

（1）成人患者临床常选用规格为 12F 至 14F 的吸痰管。

（2）吸痰前床头抬高至少 30°，清醒患者给予解释征得其同意，观察并记录患者生命体征。

（3）吸痰中密切观察患者生命体征及痰液的性状、颜色等，患者出现不适立即停止操作。

（4）吸痰操作完毕，立即记录患者生命体征，擦拭患者口鼻，整理床单位，协助患者取舒适卧位，观察并记录患者吸痰后 1 分钟的生命体征。

三、常见中医康复技术

（一）针灸

【定义】

针灸治疗疾病，是在中医学基础理论指导下，运用针刺和艾灸的方法，对人体腧穴进行刺激，通过经络的作用，影响脏腑，达到治病的目的。针灸包括针法和灸法。

【目的】

1. 镇痛作用。

2. 对机体功能的调节作用。

3. 增强免疫功能。

【适应证】

1. 疼痛类疾病，如新型冠状病毒感染后头痛、背痛、全身酸痛、腰腿痛等。

2. 新型冠状病毒感染患者出现味觉及嗅觉减退或消失、

面瘫、肢体麻木、咽痛、咳嗽、呕吐、胃口差、尿频等。

3. 功能失调性疾病，如新型冠状病毒感染后失眠、焦虑、抑郁、月经不调等。

4. 高热、咽痛。

【禁忌证】

1. 饥饿、疲劳、精神过度紧张或醉酒时不宜针刺。

2. 严重心血管疾病合并凝血功能障碍者禁止针刺。

3. 皮肤有感染、溃疡、瘢痕或肿瘤的部位不宜针刺。

4. 面部和有大血管的部位不宜采用瘢痕灸。

5. 孕妇腹部、腰骶部不宜针灸，三阴交、合谷、至阴、昆仑禁止针灸。

6. 小儿囟门未闭时，头顶部不宜针刺，小儿不宜留针。

7. 中医辨证为实热证、阴虚发热者等禁忌艾灸。

【操作步骤】

1. 针刺

1）常用针

毫针、皮肤针、电针、三棱针、水针、耳针。

2）随证选穴及操作方法

（1）咳嗽、胸闷、气喘者

①选穴：主穴为肺俞、膻中、大椎，配穴为气海、定喘、孔最、鱼际、合谷、足三里。

②操作方法：常规消毒，毫针泻法，得气后留针 30 分钟（每 10 分钟行针 1 次）。根据中医辨证，每次选 2～3 穴，每天 1～2 次。

（2）腹胀、腹泻等胃肠功能障碍者

①选穴：足三里、上巨虚、中脘、气海、天枢，伴恶心、呕吐者取内关。

②操作方法：常规消毒，进针后行平补平泻法，得气后留针 30 分钟（每 10 分钟行针 1 次），每天 1~2 次。

（3）高热者

①选穴：在常规治疗基础之上取穴。

②操作方法：毫针泻法，针刺得气后留针 20 分钟，每天 2 次，取穴合谷、曲池、大椎、肺俞、风门；点刺拔罐，拔出适量血液，每天 1 次，取穴大椎；点刺放血，热退即可，取穴井穴。上述 3 种方法可选择 1~2 种。

注：肺俞斜刺 0.5~0.8 寸，膻中平刺 0.3~0.5 寸，大椎向上斜刺 0.5~1.0 寸，定喘直刺 0.5~0.8 寸，其余穴位常规针刺。

3）操作步骤

（1）进针　将消毒备用的毫针准确刺入皮肤，进针到治疗所需的深度或有针感的深度。常用的进针方法有 4 种，分别为爪切进针法、提捏进针法、夹持进针法、舒张进针法。

（2）针刺的角度和深度　针刺的角度是指进针时，针与皮肤表面形成的夹角。根据腧穴的位置特点和治疗作用，分为直刺、斜刺和横刺。

（3）行针　进针后为了使患者产生针刺感施以的手法，称为行针。行针后，患者自觉针刺部位有酸、麻、重、胀或触电的感觉，医者感觉手下有沉紧如鱼吞饵的感觉，称得气。

2. 艾灸

1) 选穴及操作方法

（1）轻型、普通型

①选穴：合谷、太冲、足三里、神阙。

②操作方法：合谷、太冲、足三里用清艾条温和灸15分钟（每个穴位），神阙用温灸盒灸15分钟，每天2次。

（2）恢复期

①选穴：大椎、肺俞、膈俞、足三里。

②操作方法：大椎、肺俞、膈俞用温灸盒灸30分钟，足三里用清艾条温和灸15分钟，每天1次。

2) 操作步骤

（1）评估 ①患者：评估患者分为评估整体情况和评估局部情况。整体情况：患者体质，主要临床表现及既往史，对热、痛的耐受程度及心理状况，女性患者是否处于妊娠期。局部情况：施灸部位的皮肤情况。②环境：环境应光线充足、清洁、安静，无吸氧装置及易燃物品。

（2）准备 ①护士准备：着装整洁，去除尖锐物品，洗手，戴口罩。②用物准备：治疗盘、艾条、火柴、弯盘、小口瓶，必要时备浴巾、屏风等。③患者及照护者准备：了解操作目的、过程、注意事项及配合要点。

（3）操作规程 ①核对医嘱，备齐用物，根据患者的实际情况做好解释工作。②取合理舒适体位，暴露施灸部位，冬季注意保暖，必要时屏风遮挡。③根据医嘱实施各种灸法，一般可灸20～30分钟。④施灸过程中随时询问患者有无灼痛感，及时调整距离及弹去艾灰，防止烧伤。对于小儿和皮肤感觉迟钝的患者，操作时可用手指轻触施灸部位皮肤，以测知局部受热程度，防止局部烫伤。⑤施灸完毕，将艾条插入小口瓶内熄灭，清洁局部皮肤。⑥操作结束后，再次核对，协助患者整理衣物、选取安全舒适体位，整理床单位。⑦清理用物，洗手，观察并记录签名。

3) 注意事项

（1）在施灸过程中，观察局部皮肤及病情变化，随时询问患者有无烧灼感，及时调整距离，防止烫伤皮肤或损坏衣物。

（2）施灸中应及时将艾灰弹入弯盘，防止烧毁衣物或烫伤皮肤。

（3）施灸后局部皮肤出现微红灼热属于正常现象，如灸后出现小水疱，无须处理，可自行吸收；如水疱较大，可用无菌注射器抽去疱内液体，以无菌纱布覆盖，保持干燥，防止感染。

（4）施灸完毕，立即将艾条插入小口瓶，熄灭艾火，清洁局部皮肤。

（5）饮食宜清淡、易消化，忌食辛辣、刺激食物。艾灸后注意保暖，避免受风、受凉。

（二）推拿、按摩

【定义】

推拿、按摩指通过手、肘、膝、足或器械等在人体体表的特定部位或穴位使用各种手法来防治疾病的治疗方法。

【目的】

通过局部刺激，疏通经络，调动机体抗病能力，防病治病，保健强身。

1. 穴位按摩

1) 适应证

头痛、眩晕、失眠、胃痛等疾病。

2) 禁忌证

（1）未确诊的急性脊柱损伤。

（2）各种骨折、骨质疏松、骨结核。

（3）严重心、脑、肝、肾疾病。

（4）有出血倾向者，出血性疾病患者。

（5）按摩的部位有皮损、瘢痕等。

（6）急性传染病、化脓性疾病、皮肤疾病、恶性肿瘤。

（7）女性月经期、孕妇腰腹等部位、精神病患者。

（8）年老体衰、过饥过饱者，剧烈运动后。

3) 随症选穴

（1）发热者选大椎、曲池、外关、合谷等。

（2）干咳、咽痒者选少商、尺泽等，按摩顺序由左上肢到右上肢，由上穴到下穴，以患者感到酸、麻、胀、沉为得气。

（3）纳差者选三阴交、脾俞、天枢等。

（4）腹泻者选中脘、足三里、内庭等。

（5）鼻塞、流涕者选迎香、合谷等。

（6）感冒、胸闷、气短、咳嗽者选膻中。

注：脾俞、三阴交、足三里、内庭以拇指指腹按揉，天枢、中脘可用掌根、掌心按揉。

4) 操作方法

双手搓热，揉搓双耳轮至耳轮发热为止，每日 2 次。点按迎香（图 4-2）、合谷（图 4-3），每穴 3～5 分钟，以局部酸胀、皮肤微红为度，每日 2 次。擦膻中（图 4 - 4），将掌根置于胸前膻中穴位置，上下擦动，以胸部发热、发胀为度，再轻揉 3 ~ 5 分钟。

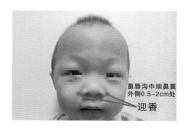

图 4 - 2　迎香穴　　　　图 4 - 3　合谷穴

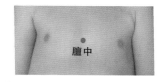

图 4 - 4　膻中穴

5）操作步骤

（1）评估　①患者：评估患者分为评估整体情况和评估局部情况。整体情况：患者体质、当前主要症状、临床表现、既往史、日常生活自理能力、认知及心理状况、文化程度、肢体活动情况、配合程度及对按摩操作的接受程度，女性患者评估是否妊娠或处于月经期。局部情况：按摩部位的皮肤情况、有无各种管路及其固定情况等。②环境：病床床闸制动状态，床挡完好；病房安静、宽敞、明亮，温湿度适宜，空气清新，适宜操作。

（2）准备　①护士准备：着装整洁，去除尖锐物品，洗手，戴口罩。②用物准备：治疗巾，根据季节准备保暖用品。③患者及照护者准备：了解操作目的、过程、注意事项及配合要点。

（3）操作规程　①遵医嘱进行穴位按摩，备治疗巾，携至床旁，做好解释，核对医嘱。②进行腰、腹、背部按摩时，嘱患者先排空膀胱。③协助患者取合适体位。④根据患者的症状、发病部位、年龄及耐受性，偏瘫患者取良肢位，截瘫患者取功能位，必要时协助患者松解部分衣扣，注意保暖，用适宜的手法和刺激强度进行按摩。⑤操作过程中观察患者对手法的反应，若患者有不适，应及时调整手法或停止操作，以防发生意外。⑥操作后协助患者穿衣，安排舒适卧位，整理用物，做好记录并签字。

2. 小儿推拿

1）适应证

适应于年龄为 0～12 岁的儿童，用于小儿感冒、发热、支气管炎、肺炎、哮喘、急慢性咽炎、急性鼻炎、消化不良、厌食、腹痛、腹泻、呕吐、便秘、尿路感染、遗尿、扭伤、体弱多病等；另外，还可治疗一些疑难杂症，如小儿肌性斜颈、脑性瘫痪、脊髓灰质炎后遗症、智力低下、小儿多动症、小儿孤独症等。

2）禁忌证

①皮肤发生烧伤、烫伤、擦伤、裂伤及生有疮疖等，局部不宜推拿；②某些急性感染性疾病，如蜂窝织炎、骨结核、骨髓炎、丹毒等；③各种恶性肿瘤、骨折、脱位、传染病等；④各种器质性疾患。

3）操作方法

（1）小儿发热　可以用退热推拿手法（推天河水、水底捞明月）。

①穴位：天河水（图4-5），位于前臂内侧正中，从腕横纹到肘横纹呈一条直线；内劳宫（图4-6），位于手掌心，当握拳屈指时中指尖处。

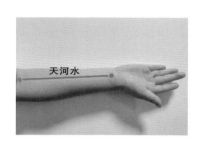
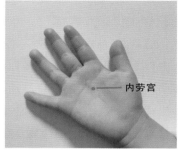

图4-5　天河水　　　　　图4-6　内劳宫

②操作：推天河水（图4-7）是从腕横纹推向肘横纹，每次推200~300下。水底捞明月（图4-8）是一手握住患儿四指，将掌心朝上，用冷水滴入患儿掌心；用另一手拇指螺纹面在患儿掌心做旋推法，边推边用口对其掌心吹气，掌心凉透即可。

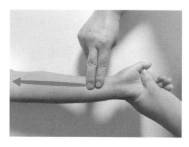
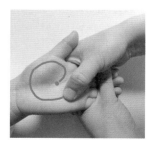

图4-7　推天河水　　　　图4-8　水底捞明月

（2）小儿腹泻　可用祛湿止泻推拿手法（推大肠、推上七节骨）。

①穴位：小儿大肠穴（图4-9），位于示指外侧边缘从指根到指尖；上七节骨（图4-10），位于腰骶正中，命门至尾骨端呈一直线。

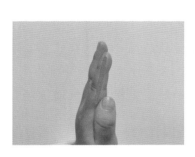

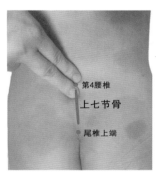

图4-9　大肠穴　　　　图4-10　上七节骨

②操作：推大肠（图4-11），用拇指桡侧缘或拇指指腹由指尖推向指根，每次推100~200下。推上七节骨（图4-12），每次推200下。

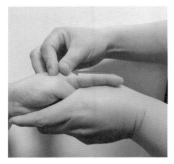

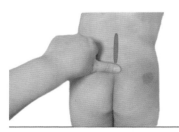

图4-11　推大肠　　　　图4-12　推上七节骨

（三）刮痧

【定义】

刮痧是传统的自然疗法之一，以中医学基础理论为指导，用器具（牛角、玉石、瓷匙）等在皮肤相关部位刮拭，以达到疏通经络、活血化瘀之目的。

【目的】

1. 缓解或消除外感时邪所致的高热、头痛、恶心、呕吐、腹痛、腹泻等症状。

2. 使脏腑秽浊之气通达于外，促使周身气血流畅，达到治疗疾病的目的。

【适应证】

疫毒袭表证和疫困中焦证，穴位以大椎、肺俞，以及督脉、足太阳膀胱经为主。儿童刮痧法适用于1岁以上小儿。

【禁忌证】

1. 孕妇的腹部、腰骶部，女性的乳头禁刮。

2. 白血病、血小板减少症患者慎刮。

3. 心脏病出现心力衰竭者、肾衰竭、肝硬化腹水、全身重度水肿者禁刮。

4. 下肢静脉曲张。

5. 刮治部位的皮肤有溃烂、损伤、炎症。

6. 大病初愈、重病、气虚血亏及饱食、饥饿状态下。

7. 新型冠状病毒感染恢复期余邪未尽、气阴两伤者不建议使用。

【评估】

1. 患者

（1）整体情况 患者体质及对疼痛的耐受程度、当前主要症状、临床表现、心理状况及既往史、过敏史、出血性疾病、日常生活自理能力、认知及心理状况、文化程度、肢体活动情况、刮痧部位皮肤情况、配合程度及对刮痧操作的接受程度、女性患者评估是否妊娠或处于月经期。

（2）局部情况 刮痧部位的皮肤情况、有无各种管路及其固定情况等。

2. 环境

（1）安全 病床床闸制动状态，床挡完好。

（2）病房 安静、宽敞、明亮，温湿度适宜，空气清新，适宜操作。

【准备】

1. 护士准备

着装整洁，去除尖锐物品，洗手，戴口罩。

2. 用物准备

治疗盘、刮具(牛角刮板、瓷匙等)、介质(刮痧油、清水、润肤乳等)、纱布，必要时备浴巾、屏风等物，根据季节准备保暖用品。

3. 患者及照护者准备

了解操作目的、过程、注意事项及配合要点。

【操作步骤】

1. 备齐用物，携至床旁，做好解释，核对医嘱。

2. 协助患者取合理体位，偏瘫患者取良肢位，截瘫患者取功能位，暴露刮痧部位，注意保暖。

3. 遵医嘱确定刮痧部位。

4. 检查刮具边缘是否光滑、有无缺损，以免划破皮肤。

5. 刮治过程中，用力均匀，蘸取适量介质均匀涂抹于刮痧部位，在确定的刮痧部位从上至下、从左到右、方向单一刮擦（刮治禁用暴力），以皮肤呈现出红、紫色痧点为宜。

6. 询问患者有无不适，观察病情及局部皮肤颜色变化，调节手法力度。

7. 刮痧完毕，清洁局部皮肤后，协助患者穿衣，安置舒适卧位。

8. 清理用物，做好记录并签字。

【注意事项】

1. 保持空气新鲜，以防复感风寒而加重病情。

2. 操作中用力要均匀，勿损伤皮肤。

3. 刮痧过程中要随时观察病情变化，发现异常立即停刮，报告医生，配合处理。

4. 刮痧后嘱患者保持情绪安定，饮食宜清淡，忌食生冷油腻之品。

5. 使用过的刮具应消毒后备用。

6. 操作过程中根据患者病情保持良肢位或功能位，定时给予翻身。

7. 言语障碍的患者在操作过程中如有不适可以手势或眼神示意。

8. 操作中密切观察有肢体感觉障碍的患者，发现问题立即停止操作，及时处理。

（四）拔罐

【定义】

拔罐又称"角法"，通过物理的刺激和负压人为造成毛细血管破裂瘀血，调动人体修复功能及坏死血细胞吸收功能，能促进血液循环、激发精气、调理气血，达到提高和调节人体免疫力的作用。

【目的】

1. 通经活络，缓解肌肉疲劳，治疗多种病症（手腕屈伸不利、肌肉及关节疼痛、足内翻、足外翻、口眼歪斜等）。

2. 促进血液循环，调节人体新陈代谢。

3. 消肿止痛、祛风散寒。

【适应证】

感冒、发热、头痛、腹泻、颈腰椎疼痛、类风湿关节炎、膝关节疼痛、月经不调、痛经、闭经、咳嗽、带状疱疹、荨麻疹、痤疮等常见疾病。

【禁忌证】

1. 合并皮肤溃疡、过敏、水肿或高热抽搐的患者。

2. 有重度水肿、心力衰竭、呼吸衰竭、肾衰竭等。

3. 孕妇的下腹部。

4. 有出血倾向的疾病或体表有大血管、静脉曲张等。

5. 外感风热后出现咳嗽、咳痰、喘息等。

6. 对于恢复期(重型转至普通病房)、轻型、普通型、重型及危重型患者,不建议实施拔罐。

【评估】

1. 患者

(1)整体情况 患者体质及对疼痛的耐受程度、主要症状、既往史、过敏史、日常生活自理能力、认知及心理状况、文化程度、肢体活动情况、配合程度及对拔罐操作的接受程度。女性患者还需要评估是否妊娠或处于月经期。

(2)局部情况 拔罐部位的皮肤情况、有无各种管路及其固定情况等。

2. 环境

(1)安全 病床床闸制动状态,床挡完好。

(2)病房 安静、宽敞、明亮,温湿度适宜,空气清新,适宜操作。

【准备】

1. 护士准备

着装整洁,去除尖锐物品,洗手,戴口罩。

2. 用物准备

治疗盘、罐(包括玻璃罐、陶罐、竹罐、抽气罐等)、润滑剂、止血钳、95%乙醇棉球、打火机、小口瓶、清洁纱布或自备毛巾,根据季节准备保暖用品。

3. 患者及照护者准备

了解操作目的、过程、注意事项及配合要点。

4. 取穴

肺俞、定喘、大椎、风门、大杼、脾俞、肾俞等。

【操作步骤】

1. 核对医嘱；根据拔罐部位选择火罐的大小及数量，检查罐口周围是否光滑，有无缺损裂痕；嘱患者排空大小便，做好解释。

2. 备齐用物，携至床旁。

3. 协助患者取合理、舒适体位，偏瘫患者取良肢位，截瘫患者取功能位。

4. 充分暴露拔罐部位，注意保护隐私及保暖。

5. 用止血钳夹住干湿适宜的乙醇棉球，点燃后在罐内中下段环绕，勿烧罐口，稳、准、快速地将罐体吸附在选定部位上（图4-13）。

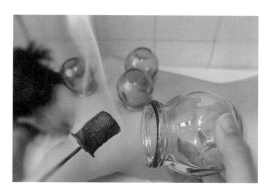

图4-13 拔火罐

6. 观察罐体吸附情况和皮肤颜色，询问患者有无不适感。

7. 起罐时，左手轻按罐具将罐向左倾斜，右手示指或拇指按住罐口右侧皮肤，使罐口与皮肤之间形成空隙，空气进入罐内，顺势将罐取下，不可硬行上提或旋转提拔。

【注意事项】

1. 拔罐时要选择适当的体位和肌肉丰满的部位。若体位不当或有所移动，及骨骼凸凹不平、毛发较多的部位，均不可用。

2. 拔罐时要根据所拔部位的面积大小选择大小适宜的罐。操作时必须迅速，才能使罐紧贴皮肤，吸附有力。

3. 用火罐时应注意勿灼伤或烫伤皮肤。若烫伤或留罐时间太长导致皮肤起水疱时，小水疱无须处理，用无菌纱布覆盖，防止擦破即可；水疱较大时，消毒局部皮肤后，用无菌注射器抽取水疱内液体，涂抹药物，用无菌纱布包敷，以防感染。

4. 皮肤有过敏、溃疡、水肿者及大血管分布部位不宜拔罐，高热抽搐者以及孕妇的腹部、腰骶部不宜拔罐。

5. 操作过程中根据患者病情保持良肢位或功能位，定时翻身。

6. 言语障碍的患者在操作过程中如有不适可以手势或眼神示意。

7. 操作中密切观察肢体感觉障碍的患者，发现问题立即停止操作，及时处理。

第二节 伴有呼吸系统障碍的康复护理技术

一、呼吸功能训练技术

【目的】

1. 通过对呼吸运动的控制和调节来改善呼吸功能。

2. 通过增加呼吸肌的随意运动，使呼吸容量增加，从而改善氧气的吸入和二氧化碳的排出。

3. 通过主动训练改善胸廓的顺应性，有利于肺部及支气管炎症的吸收及肺组织的修复。

4. 提高患者心功能和全身体能，尽可能使其恢复活动能力，回归家庭和社会。

【适应证】

1. 慢性阻塞性肺疾病（COPD），如支气管炎、肺气肿。

2. 慢性限制性肺疾病，如胸膜炎后、胸部手术后。

3. 慢性肺实质疾病，如肺结核、尘肺。

4. 哮喘或其他慢性呼吸系统疾病伴呼吸功能障碍者。

【禁忌证】

1. 病情不稳定、感染未控制者。

2. 有严重认知障碍、依从性差及影响记忆的精神病患者。

3. 不稳定型心绞痛及心肌梗死急性发作期等严重心肺疾患者。

4. 呼吸衰竭者。

【评估】

1. 患者

评估患者的生命体征、意识状况、认知水平，全身有无管路、伤口，影像学检查有无肺不张、胸腔积液、胸腹部肿瘤。评估患者的基础肺活量、膈肌肌力、呼吸频率、呼吸模式、咳嗽及咳痰能力、痰液黏稠度，有无气管切开、呼吸困难、胸闷憋气、借助氧源，以及患者的配合程度等。

2. 环境

（1）安全　病床床闸制动状态，床挡完好。

（2）病房　安静、宽敞、明亮，温湿度适宜，空气清新，适宜操作。

【准备】

1. 护士准备

着装整洁，去除尖锐物品，洗手，戴口罩。

2. 用物准备

软枕 3 ~ 5 个（视病情而定）、0.5 ~ 1kg 沙袋 1 ~ 2 个、呼吸训练仪 1 台、纸片或布条 1 块、体位排痰仪 1 台、弯盘 2 个、纸巾若干、血氧监测仪 1 台、急救设备 1 台、呼吸功能训练记录单。

3. 患者及照护者准备

了解操作目的、过程、注意事项及配合要点。

【操作步骤】

操作前核对医嘱、患者信息，向患者解释呼吸功能训练的目的、配合要点及注意事项。

1. 放松训练

（1）患者取坐位，上身尽量放松，身体前倾，双手放于膝盖上。

（2）指导患者正常呼吸，必要时可播放轻音乐帮助患者放松。

2. 缩唇式呼吸训练

（1）方法　在患者进行放松训练后，取坐位，指导患者经鼻深吸气，屏气 2～3 秒，然后口唇呈吹口哨样将气体缓慢呼出，深吸慢呼，吸呼比为 1∶2（图 4－14）。

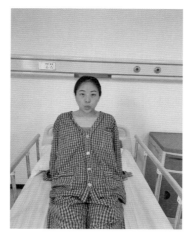

图 4－14　缩唇式呼吸

（2）频率　每次 15～20 分钟，每天 3～4 次。

3. 腹式呼吸训练

（1）指导患者经鼻深吸气的同时隆起腹部，使膈肌尽量下移，吸气至最大限度屏气 2～3 秒（根据患者耐受度可适当逐渐延长至 5～10 秒）（图 4－15）。

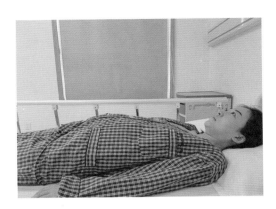

图 4 - 15　腹式呼吸

（2）缩唇缓慢呼气时腹部缓慢凹陷，缓缓呼气达 4 ~ 6 秒，同时患者可将双手放于腹部并随着呼气开始逐渐向腹部加压，促进膈肌上移。

（3）对于呼吸肌无力的患者，护士可将两手置于其肋弓，在呼气时加压以缩小胸廓，促进气体排出。

（4）呼吸要深而缓，吸呼比为 1 : 2。

（5）频率为 8 ~ 10 次/分，持续 3 ~ 5 分钟，每天数次，熟练后增加训练次数。

4. 呼吸肌训练（呼吸训练器、沙袋使用）

（1）呼吸训练器训练法

①讲解呼吸训练器的结构及作用。

②连接呼吸训练器。

③吸气：患者取坐位或站位，指导患者在呼气末立即用嘴含住含嘴做深慢的吸气，吸至不能再吸时移开含嘴并缓慢缩唇呼气（图 4 - 16）。

④呼气：患者取坐位或站位，指导患者在吸气末立即

含住含嘴并做呼气动作，呼至不能再呼时移开含嘴并缓慢用鼻子吸气。

⑤频率：8~10次/分，持续5~10分钟，每天3~4次。

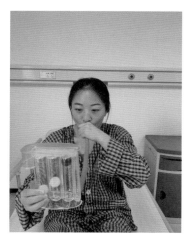

图4-16　呼吸训练器

（2）沙袋加压训练法

①方法：患者取仰卧位，根据评估结果选择适当重量的沙袋置于患者上腹部，指导患者进行缩唇式呼吸训练，沙袋重量从1~2kg开始逐渐增加（图4-17）。

②频率：5~10次/分，持续3~5分钟，每天3~4次。患者耐受后可逐步增加沙袋重量及训练次数。

训练结束后整理床单位，用物分类处理。观察患者呼吸功能训练的效果，做好相关记录。根据患者病情取舒适体位。护士洗手。

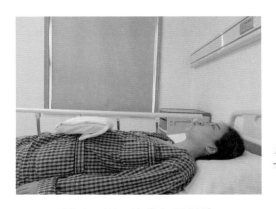

图 4 - 17　沙袋加压训练

【注意事项】

1. 训练应循序渐进，鼓励患者持之以恒。

2. 严格掌握适应证和禁忌证。

3. 注意观察患者的反应，训练过程中若有发绀、头晕、出虚汗等不耐受体征，立即停止训练。

4. 病情变化时及时调整训练方案，避免训练过程中诱发各种并发症。

5. 呼吸训练器为单人单用，以免交叉感染。

6. 记录单应记录每次训练结果，以做对比。

二、排痰技术

【定义】

排痰技术是指采用有效咳嗽、用手按压及叩打胸背部、应用旋转振动仪或利用重力原理、借助合适的体位将肺部病灶置于高位等方法，将积聚在肺部的痰液引流到大气管，再经口咳出的技术。

【目的】

1. 促进分泌物的排出,改善肺通气,增加有效肺活量。

2. 提高通气血流比值,防止或减轻肺部感染。

3. 维护呼吸道通畅,减少反复感染,改善肺功能。

【适应证】

1. 身体虚弱、高度疲乏、麻痹或有术后并发症而不能咳出肺内分泌物者。

2. 慢性气道阻塞、急性呼吸道感染以及急性肺脓肿。

3. 长期不能清除肺内分泌物,如支气管扩张、肺囊性纤维化。

【禁忌证】

1. 内科或外科急症患者。

2. 年迈或极度虚弱、无法耐受所需的体位者。

3. 疼痛明显或不合作的患者。

4. 抗凝治疗中的患者。

5. 胸廓骨折、近期脊柱损伤或脊柱不稳、近期大咯血和严重骨质疏松的患者。

6. 明显呼吸困难及有严重心脏病的患者。

7. 脑出血急性期(7~10天)、颅内动脉瘤或动脉畸形、颅内手术7天以内。

8. 胸壁疼痛剧烈、肿瘤部位、肺栓塞、栓子。

【评估】

1. 患者

(1)整体情况　评估患者的意识、呼吸、肺部情况、咳嗽及咳痰能力，有无手术伤口、骨折及管路情况，进餐时间及方式、生命体征、认知水平及配合程度等。

（2）局部情况 使用叩诊、听诊或根据影像学检查结果等方法判断需要引流的部位。

2. 环境

（1）安全 病床床闸制动状态，床挡完好。

（2）病房 宽敞、明亮，温湿度适宜，空气清新，适宜操作。

【准备】

1. 护士准备

着装整洁，去除尖锐物品，洗手，戴口罩。

2. 用物准备

护理车、根据需要准备枕头 1~4 个、纸巾、听诊器、血氧监测仪、吸痰装置、手消毒液、护理记录单。

3. 患者及照护者准备

了解操作目的、过程、注意事项及配合要点。

【操作步骤】

1. 拍背叩击

（1）根据痰液潴留的部位及病情，协助患者取合适、舒适体位。

（2）患者取侧卧位或坐位，叩击部位垫薄毛巾，操作者手指并拢，掌心空虚呈勺状，利用腕关节力量快速有节律地叩击背部。

（3）叩击频率为 80~100 次/分，每个部位 2~5 分钟。

（4）叩击原则为从下至上、从外至内，力度适宜，以不使患者产生疼痛感为宜。注意避开心脏、脊柱及肩胛等部位。

（5）鼓励患者咳嗽，排痰后再次肺部听诊。

2. 体位引流法

嘱患者放松，根据病变部位摆放正确排痰体位，具体见表4-1。

表4-1　常见的肺部引流体位

引流部位	患者体位
双上叶前段	仰卧位
双上叶尖段前部	躯干后倾坐位
双上叶尖段后部	躯干前倾坐位
左上叶后段	右侧卧位，左侧向前转45°，头部抬高45°
右上叶后段	左侧卧位，右侧向前转45°
左舌叶	右侧卧位，左侧向后转45°，头低位30°
右中叶	左侧卧位，右侧向后转45°，头低位30°
双下叶前基底段	仰卧位，头低位45°
双下叶后基底段	俯卧位，头低位45°
双下叶背段	俯卧位
左下叶外基底段和右下叶内基底段	右侧卧位，头低位45°
右下叶外基底段	左侧卧位，头低位45°

3. 有效咳嗽

（1）协助患者取坐位或半卧位，屈膝，上身前倾。

（2）指导患者先进行深慢呼吸 3～4 次，于深吸气末屏气，关闭声门，增加胸腔内压，再迅速打开声门，身体前倾，用力收腹做爆破性咳嗽 2～3 声，缩唇将余气呼出（图4－18）。

（3）给予患者痰杯，帮助痰液咳出，观察痰液的颜色、性质和量。

（4）再次听诊肺部有无异常呼吸音。

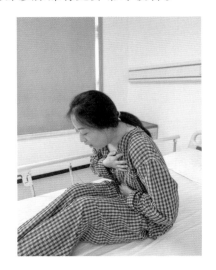

图 4－18　有效咳嗽

4. 旋转震动排痰仪

按仪器说明操作，优点是体位摆放灵活，操作力度和频率可调控，低频冲击力可达到小支气管，有垂直力和水平力，易于痰液的排出。

【注意事项】

1. 保持环境舒适、洁净，室内定时通风，室温保持在18～24℃，湿度50%～60%，尽量减少烟尘对呼吸道黏膜的刺激。

2. 体位排痰时注意保证患者安全。引流时注意观察患者的神志、呼吸、血氧，是否有发绀，注意防止发生意外。引流时间为每次10～15分钟。

3. 叩背排痰应选择在餐后2小时至餐前30分钟进行，操作过程中严密观察患者生命体征的变化。

4. 记录痰液的颜色、性质、量，以及生命体征变化。

5. 有效咳嗽训练时应注意：有伤口者，用双手或枕头按于伤口两侧，以减轻疼痛；可让患者取屈膝仰卧位，借助腹肌、膈肌力量咳嗽；颈椎损伤者，护士用双手在其上腹部施加压力以代替腹肌力量。

三、呼吸康复操

【目的】

1. 减轻呼吸困难程度。
2. 重建有效的呼吸模式。
3. 改善心肺功能，提高日常生活活动能力。
4. 提高患者机体免疫力，减少疾病急性加重发生。

【适应证】

1. 慢性阻塞性肺疾病、肺炎、肺不张、肺栓塞等呼吸系统疾病患者。
2. 冠心病、高血压、肺心病等心血管疾病患者。

3. 高位截瘫、肌肉或神经疾病等造成呼吸肌无力的患者。

4. 有严重脊柱侧弯或后凸等胸廓畸形的患者。

5. 胸部或腹部手术前患者。

6. 老年人及长期卧床者。

7. 焦虑、紧张、应激状态者。

【禁忌证】

1. 急危重症、急性发作期的患者。

2. 认知障碍无法配合者。

3. 合并肺大疱、气胸以及心、脑、肾等严重器质性病变或功能不全者。

【评估】

1. 患者

评估患者的呼吸困难指数、COPD 综合评估、肢体运动功能、生命体征、意识状况、认知水平、管路情况、心理、自理能力及配合程度等。

2. 环境

（1）安全　病床床闸制动状态，床面整洁，适合活动。

（2）病房　宽敞、明亮，温湿度适宜，空气清新，适宜操作。

【准备】

1. 护士准备

着装整洁，去除尖锐物品，洗手，戴口罩。

2. 患者及照护者准备

了解操作目的、过程、注意事项及配合要点。

【操作步骤】

1. 热身运动

协助患者取舒适体位，全身放松，进行缩唇腹式呼吸训练：双手分别放于腹部和胸部，经鼻深吸气的同时使腹部逐渐隆起，口唇呈吹口哨样缓慢呼气的同时腹部缓慢凹陷，呼气末用手轻压腹部使膈肌上抬，将残余气体排出。训练时吸呼比为1：2。

2. 卧位呼吸康复操

（1）肩关节伸展运动 吸气时手臂上举90°，再展开180°；呼气时手臂上举90°，再放回身体两侧（图4-19）。

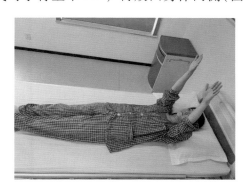

图4-19 肩关节伸展运动

（2）躯干运动 双手抱头，吸气时抬高躯干30°，呼气时回位。

（3）扩胸运动 双手抬高重叠于胸前，吸气时屈肘扩胸，呼气时双臂伸直扩胸后回位（图4-20、图4-21）。

（4）抬臀运动 双腿屈膝，吸气时抬臀，呼气时回位（图4-22）。

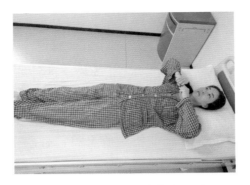

图 4 -20　吸气时扩胸运动

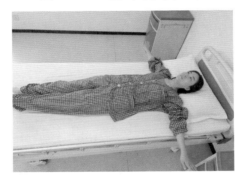

图 4 -21　呼气时扩胸运动

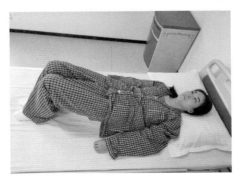

图 4 -22　抬臀运动

（5）抬腿运动　吸气时左腿抬高后外展 45°，呼气时回位；吸气时右腿抬高后外展 45°，呼气时回位（图 4 - 23）。

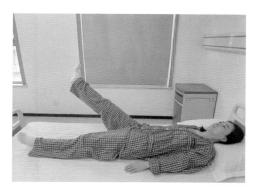

图 4 - 23　抬腿运动

（6）勾脚运动　双腿屈膝，吸气时左脚尖向上勾起，呼气时回位；吸气时右脚尖向上勾起，呼气时回位（图 4 - 24）。

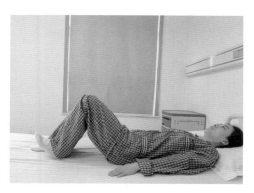

图 4 - 24　勾脚运动

3. 坐位呼吸康复操

（1）颈部运动　吸气抬头的同时伸直双腿，绷直脚尖，呼气时回位；吸气头向左转的同时伸直双腿，绷直脚尖，呼气时回位；吸气头向右转的同时伸直双腿，绷直脚尖，呼气时回位（图4－25）。

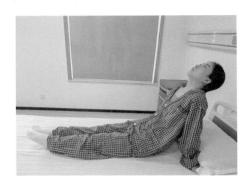

图4－25　颈部运动

（2）双臂上举运动　双手置于身体两侧，吸气时双臂上举，呼气时回位（图4－26）。

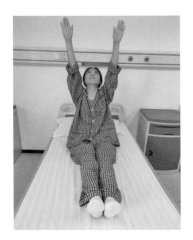

图4－26　双臂上举运动

（3）肩胛内外旋运动　吸气时肩胛向内旋转 2 次，呼气时肩胛向外旋转 2 次。

（4）侧屈运动　左手叉腰，右手臂展开 45°，吸气时向左侧弯腰 2 次，呼气时回位；右手叉腰，左手臂展开 45°，吸气时向右侧弯腰 2 次，呼气时回位。

（5）抬腿运动　吸气抬左腿伸直的同时绷直脚尖，呼气时回位；吸气抬右腿伸直的同时绷直脚尖，呼气时回位。

（6）抬腿外展运动　吸气时抬左腿外展 45°，呼气时回位；吸气时抬右腿外展 45°，呼气时回位。

（7）踝泵运动　吸气时左脚尖抬起，呼气时左脚跟抬起后回位；吸气时右脚尖抬起，呼气时右脚跟抬起后回位。

4. 立位呼吸康复操

（1）颈部及双臂运动　展开双臂 180°的同时吸气至最大限度，抬头，呼气时回位；展开双臂 180°的同时吸气至最大限度，头向左转，呼气时回位；展开双臂 180°的同时吸气至最大限度，头向右转，呼气时回位（图 4 - 27）。

（2）踏步扩胸运动　双腿持续踏步，双手抬高与地面平行重叠于胸前，吸气时扩胸，呼气时回位（图 4 - 28）。

（3）转体运动　左脚向外跨一步，与肩平齐展开双臂 180°，吸气时身体

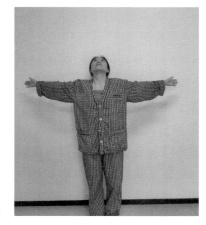

图 4 - 27　颈部及双臂运动

向左旋转，同时双臂向同侧上举，呼气时回位；右脚向外跨一步，与肩平齐展开双臂 180°，吸气时身体向右旋转，同时双臂向同侧上举，呼气时回位(图 4 - 29)。

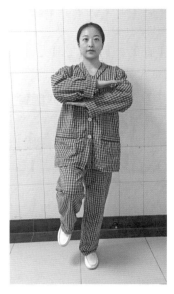
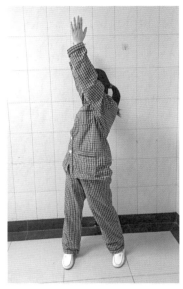

图 4 -28　踏步扩胸运动　　图 4 -29　转体运动

（4）旋腰运动　左脚向外跨一步，身体向左旋转的同时吸气屈肘扩胸，呼气时展开双臂扩胸后回位；右脚向外跨一步，身体向右旋转的同时吸气屈肘扩胸，呼气时展开双臂扩胸后回位(图 4 - 30)。

（5）侧屈运动　左脚向外跨一步，左手叉腰，右手臂展开 45°，吸气时向左侧弯腰 2 次，呼气时回位；右脚向外跨一步，右手叉腰，左手臂展开 45°，吸气时向右侧弯腰 2 次，呼气时回位(图 4 - 31)。

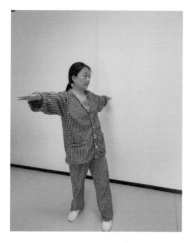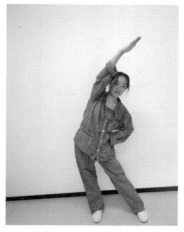

图 4-30　旋腰运动　　　　　图 4-31　侧屈运动

（6）蹲起运动　左脚向外跨一步，双手叉腰，吸气时向左侧转体 90°，同时压腿，呼气时回位；右脚向外跨一步，双手叉腰，吸气时向右侧转体 90°，同时压腿，呼气时回位（图 4-32）。

（7）脚踝运动　吸气时脚跟抬起，呼气时回位（图 4-33）。

5. 放松

平静呼吸 1 分钟。

【注意事项】

1. 练习时全程使用缩唇腹式呼吸。

2. 每次按顺序做完，由慢到快，循序渐进，饭后 1~2 小时后进行，每次用 8~15 分钟完成。

3. 身体要自然放松，自行调节好呼吸力度，保持呼吸平稳，不要屏气、换气过度，以免造成头昏、眼花、胸闷等症状，强调心情舒畅、愉悦，适可而止。

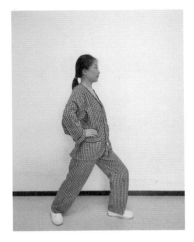 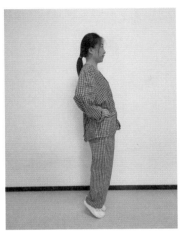

图4-32　蹲起运动　　　　图4-33　脚踝运动

4. 注意用鼻吸气、用口呼气，训练过程中或训练后及时吸氧。

5. 进行呼吸康复操训练时要保证足够的营养摄入。

6. 当处于呼吸道感染急性期或合并心力衰竭时暂不宜训练。

7. 出汗后注意保暖，切忌疲劳运动。

第三节　伴有循环系统障碍的康复护理技术

一、床上活动

在护理患者时，确保患者的安全和舒适是非常重要的。正确的翻身技巧有助于减少发生并发症的风险，提高患者的舒适度。

1. 协助翻身

这个过程需要两个人来完成。首先，患者应取仰卧位，双手手指交叉，伸肘，肩前伸 90°。然后，一侧下肢屈髋、屈膝，足支撑在床面上，头转向对侧。接着，操作者站在患者的一侧，双手握住患者的髋部，用力将患者的身体拉向自己这一侧，然后让患者的另一侧肢体和骨盆随之转动。最后，操作者可以给予外力，协助患者向健侧翻身。

2. 患者向患侧翻身

这个过程需要患者的配合。首先，患者应用健手握住患手，并屈髋、屈膝，上肢伸肘上举大于 90°。然后，健侧上肢带动患侧上肢摆动，当摆向患侧的同时，屈颈向患侧转动头部，利用摆动的惯性转动躯干，完成肩胛带动骨盆的运动。最后，健侧腿跨过患侧完成向患侧翻身动作（图4 – 34、图 4 – 35、图 4 – 36）。

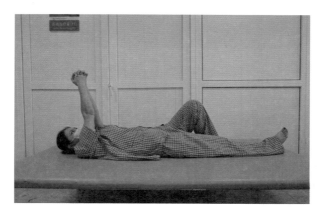

图 4 –34　翻身准备

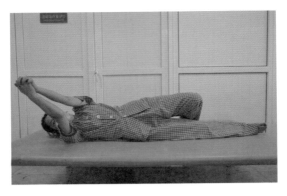

图 4 −35　向患侧翻身

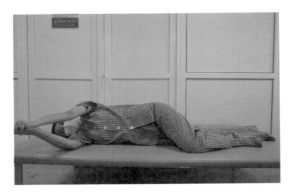

图 4 −36　完成向患侧翻身

3. 患者向健侧翻身

这个过程也需要患者的配合。首先，患者应用健手握住患手，上肢伸肘上举大于90°，健侧下肢屈曲，插入患侧腘窝下方。然后，健侧上肢带动患侧上肢来回摆动，上肢摆动的同时，屈颈向健侧转动头部，依靠躯干的旋转，带动骨盆转向，同时利用健侧伸膝的力量带动患侧身体完成向健侧翻身动作（图 4 −37、图 4 −38、图 4 −39）。

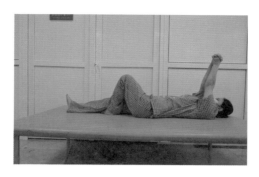

图 4 -37 翻身准备

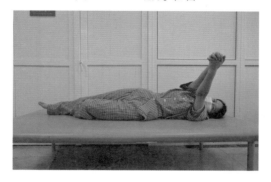

图 4 -38 向健侧翻身

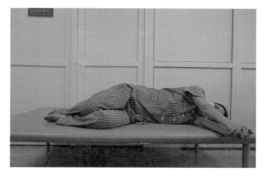

图 4 -39 完成向健侧翻身

二、坐位训练

1. 向正坐位姿势转换的康复训练

对于偏瘫、截肢、截瘫、脑卒中等患者，向正坐位姿势转换的康复训练应该遵循一定的顺序和步骤。以下是具体的步骤：

（1）膝手立位训练　在进行坐位训练之前，患者需要进行膝手立位训练。膝手立位训练可以帮助患者建立正确的重心位置，增强下肢肌肉力量，为向坐位转换提供基础。

（2）俯卧位向肘立位转换　在膝手立位训练之后，患者可以进行俯卧位向肘立位转换的训练。这个步骤需要患者练习将上身从平卧位转换成肘立位，同时保持平衡。护理人员可以在患者的双下肢前面放置一个稳定支撑物，让患者将上身向前倾斜，逐渐练习肘立位姿势。

（3）肘立位向手立位转换　在肘立位训练之后，患者可以进行肘立位向手立位转换的训练。这个步骤需要患者练习将双下肢从屈曲位转换成伸展位，同时保持平衡。护理人员可以引导患者的双下肢向外侧展开，并协助患者将双腿向外侧移动，逐渐练习手立位姿势。

（4）手立位向膝手立位转换　在手立位训练之后，患者可以进行手立位向膝手立位转换的训练。这个步骤需要患者练习将双下肢从伸展位转换成屈曲位，同时保持平衡。护理人员可以引导患者的双下肢向内收，并协助双腿向内收，逐渐练习膝手立位姿势。

（5）膝手立位向正坐位转换　在膝手立位训练之后，患者可以进行膝手立位向正坐位转换的训练。这个步骤需要患者练习将重心向前移动，同时保持平衡。护理人员可以在患者的背后放置一个稳定支撑物，协助患者将重心向前移动，逐渐练习正坐位姿势。

在训练过程中，护理人员要在患者的后侧加以保护和给予适当的帮助及口令指导。

2. 向横坐位姿势转换的康复训练

让患者进行从仰卧位和俯卧位分别向横坐位转换的训练。下面是具体的步骤和注意事项：

（1）从俯卧位到横坐位的转换　从俯卧位到横坐位的运动过程包括以下步骤：①从俯卧位开始，向一侧翻身，使身体的重心转移到另一侧；②利用负重一侧的肘关节和非负重侧的手进行支撑，使躯干上抬；③两上肢同时支撑体重，身体的重心向侧前方移动呈横坐位。

注意事项：在训练过程中，护理人员可以在患者的体前一侧或背侧在肩部与手掌部位给予适当的帮助，并在第二步和第三步的动作中，注意患者重心移动和平衡的稳定性。

（2）从仰卧位到横坐位的转换　从仰卧位到横坐位的运动过程包括以下步骤：①从仰卧位开始，向一侧翻身，使身体的重心转移到另一侧；②利用负重一侧的肘关节和非负重侧的手进行支撑，使躯干上抬；③两上肢同时支撑体重，身体的重心向侧前方移动呈横坐位。

注意事项：在训练过程中，护理人员可以在患者的体前一侧或背侧在肩部与手掌部位给予适当的帮助，并在第二步和第三步的动作中，注意患者重心移动和平衡的稳定性。

另外需要注意的是，从仰卧位到横坐位的转换训练也可以从反方向的顺序进行训练。在训练过程中，护理人员可在患者的体前一侧或背侧在肩部与手掌部位给予适当的帮助，并在第二步和第三步的动作中，注意患者重心移动和平衡的稳定性。

3. 在横坐位姿势下的动作训练

当患者能够完成双手在身体一侧进行支撑的横坐位姿势时，可以进行的动作训练包括以下几种：

（1）一侧手和同侧下身支持体重的动作训练　这个动作的主要目的是增加这一姿势下的活动能力和支持体重一侧躯干的伸展及负重能力。具体操作如下：①患者坐在地上，双手在身体一侧进行支撑；②一侧手和同侧下身同时支撑体重，身体保持平衡；③重复练习这个动作，逐渐增加支撑体重的时间和力量。

在练习过程中，护理人员可以在患者的背部给予适当的支撑和帮助。

这种训练可以提高患者在横坐位下的活动能力和平衡能力，增强支持体重一侧的肌肉力量和负重能力。

（2）利用横坐位姿势提高患侧或能力较弱一侧肢体的负重支持能力　对于偏瘫型或一侧肢体能力较强、一侧肢体能力较弱的患者，可以利用横坐位这一姿势，提高患侧或能力较弱一侧肢体的负重支持能力。具体操作如下：①患者坐在地上，双手在身体一侧进行支撑；②患侧或能力较弱一侧的手臂和下肢同时支撑体重，身体保持平衡；③重复练习这个动作，逐渐增加支撑体重的时间和力量。

在练习过程中，护理人员可以在患者的背部给予适当的支撑和帮助。

这种训练可以提高患侧或能力较弱一侧肢体的负重支

持和平衡能力，增强该侧的肌肉力量。

4. 横坐位向横坐位的动作转换训练

横坐位向横坐位的动作转换训练是指让患者从横坐位转换成膝手立位，然后通过身体的旋转、骨盆和躯干的上抬，将身体重心向另一侧移动，从而形成另一侧的横坐位姿势。训练的主要目的是提高患者将重心向身体两侧移动的能力，扩大患者的活动范围，使患者的两侧身体得以平衡发展。具体操作步骤如下：①患者从横坐位转换成膝手立位，双膝并拢，双脚与臀部宽度相等，手臂放在身体前方；②将身体重心向一侧移动，将上身旋转，并使头部随之旋转；③骨盆和腰部向上抬起，使身体姿势呈另一侧的横坐位。

在训练过程中，护理人员要注意在患者的身后加以保护，并注意患者每一步的训练动作，必要时在骨盆处给予适当的帮助。该训练可以提高患者两侧身体的平衡能力和活动范围，但需要注意安全，避免意外伤害。

5. 从横坐位向长坐位姿势的转换训练

从横坐位向长坐位姿势的转换训练是指让患者将自己的重心向前移动，使躯干屈曲，然后将重心向非支撑侧移动。非负重侧的上肢随重心的移动和躯干的旋转回到原肢位，两上肢同时支撑体重形成长坐位。在长坐位时，先将双上肢移到身体的同侧，使重心移动到这一侧，通过躯干的旋转，也就很容易形成横坐位。具体操作步骤如下：①患者从横坐位开始，将重心向前移动，使身体逐渐呈屈曲姿势；②将重心向非支撑侧移动，使身体重心落在非支撑侧的臀部和双下肢上；③非负重侧的上肢随重心的移动和躯干的旋转回到原肢位，两上肢同时支撑体重形成长坐位；④在长坐位时，先将双上肢移到身体的同侧，使重心移动到这一侧；⑤通过躯干的旋转，形成横坐位姿势。

在训练过程中，护理人员要注意在患者的背后给予保护，必要时可以在患者两肩部随身体躯干旋转给予适当的帮助。该训练可以提高患者从横坐位向长坐位转换的能力和平衡能力，但需要注意安全，避免意外伤害。

6. 长坐位时姿势控制能力的训练

（1）让患者取长坐位姿势，护理人员与患者面对面坐，护理人员的双腿轻压在患者双膝上，使患者膝关节保持伸直，髋关节保持外展外旋。

（2）牵拉时不要过分用力，力量要均匀，如果患者出现疼痛或不舒服的感觉，应马上停止牵拉。

（3）圆背和骨盆后倾的矫正方法有直接刺激患者腰骶部脊柱两侧的竖脊肌。

（4）维持长坐位平衡，除了对关节活动范围的维持、扩大训练之外，还要对长坐位的各种活动姿势进行保持训练。

（5）通过躯干前屈，双上肢在正前方的用力支撑，使躯干前侧及颈屈肌的紧张度得以提高，得到同时收缩的机会，从而使头部得到控制，非对称性姿势得到矫正。

7. 椅坐位的控制训练

（1）患者先在有靠背的椅子上进行坐位训练，然后经过一段时间的适应，当躯干的控制能力、维持平衡的能力等较稳定以后，可以转移到长条凳子上进行无靠背的坐位训练。这时需要患者双下肢的支持能力和整个身体的调整能力的相互配合。

（2）对于整个身体的调整能力和四肢相互配合能力较差

的患者，在椅坐位时，可利用两侧有特制护栏的椅子，增加患者的稳定性，降低肌肉紧张度。对于只有双侧髋肌紧张度增高障碍，而躯干的控制能力较好的患者，可以让其骑在凳子上，使髋关节处于外展外旋位，预防将来站立行走时的内收内旋和尖足现象的出现。

三、步行训练

1. 6 分钟步行试验的实施方法

（1）试验前准备　患者在起点旁的椅子上休息至少 10 分钟，核查是否有禁忌证，测量脉搏和血压，并填写记录表。护理人员应向患者介绍试验过程。

（2）运动前评估　患者站立，护理人员使用 Borg 指数分级评价患者运动前的呼吸困难和全身疲劳情况（表 4 - 2）。

表 4 - 2　Borg 指数

评分	表现
0 分	一点也不觉得呼吸困难或疲劳
0.5 分	非常非常轻微的呼吸困难或疲劳，几乎难以察觉
1 分	非常轻微的呼吸困难或疲劳
2 分	轻度的呼吸困难或疲劳
3 分	中度的呼吸困难或疲劳
4 分	略严重的呼吸困难或疲劳
5 分	严重的呼吸困难或疲劳
8 分	非常严重的呼吸困难或疲劳
9 分	非常非常严重的呼吸困难或疲劳
10 分	极度的呼吸困难或疲劳，达到极限

（3）设置计时器　将计时器设定为6分钟。

（4）开始行走　患者站在起步线上，一旦开始行走，立即启动计时器。

（5）往返行走　患者在规定的区间内尽力往返行走。行走中不能说话、不能跑跳，在折返处不能犹豫，允许患者必要时放慢速度，停下休息。

（6）结束前告知　在6分钟结束前，护理人员提前15秒钟告知患者"试验即将结束，听到停止后请原地站住"。

（7）结束后评估　试验结束后，再次使用Borg指数分级评价患者的呼吸困难和全身疲劳情况，并询问患者感觉不能走得更远的最主要原因。

2. 步行训练的方法和注意事项

（1）扶持步行或平行杠内步行　起初，患者可以在扶持下行走，或者在平行杠内进行步行训练。然后，随着步行能力的提高，逐渐过渡到患者独立步行。但有些患者可能不需要经过平行杠内步行训练阶段，可以直接在监护下进行步行训练。

（2）膝控制训练　在步行训练的早期阶段，可能会出现膝过伸和膝打软（膝突然屈曲）的现象。这是正常的现象，需要进行针对性的膝控制训练，以增强患者的膝关节控制能力和稳定性。

（3）骨盆上提的划圈样步态　如果在步行训练中出现了患侧骨盆上提的划圈样步态，通常说明患者的膝屈曲和踝背屈能力较差，需要进行针对性的训练来改善这种情况。

（4）上下楼梯训练　在患者能够独立步行后，可以进一步训练上下楼梯。上楼梯时，健腿先上；下楼梯时，患腿先下。这样可以更好地训练患者的下肢肌肉和平衡能力。

（5）其他训练　可以进行走直线、绕圈、跨越障碍、上下斜坡及实际生活环境下的实用步行训练等。这些训练可以帮助患者更好地适应实际生活的需要，提高生活质量。

需要注意的是，步行训练需要遵循个体化原则，根据患者的具体情况和需要来制订合适的训练计划。同时，在步行训练过程中应注意安全，避免摔倒等意外情况的发生。

3. 上楼梯训练的方法和注意事项

（1）训练准备　患者面对训练楼梯站立，健手抓握楼梯扶手。护理人员蹲立于患者患侧后方，右手固定控制住患者患侧膝关节，防止突然屈曲；左手控制患者健侧躯干，使患者身体重心向患侧转移。

（2）健侧下肢上楼梯　患者健侧下肢上一级楼梯，并全足底稳定踩地。注意：如果患者的患侧下肢负重能力较差或因恐惧心理无法完成向患侧转移重心，护理人员需要用左手协助患者躯干转移，并用右手给予稳定支持（图4-40）。

（3）重心前移和辅助上楼梯　护理人员辅助患者重心前移，使健侧下肢负重，同时双手分别固定支持患者健侧躯干和患侧膝关节。护理人员右手从患者膝关节上方转移至内侧方，用手指勾住并辅助患者患侧下肢屈髋、屈膝，使患侧下肢上一级楼梯，并全足底稳定踩地。这个步骤需要反复进行（图4-41）。

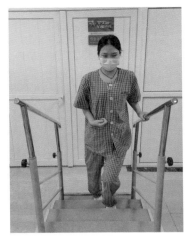 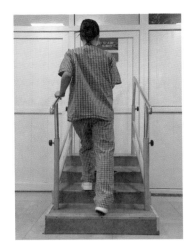

图 4 - 40   健侧下肢上楼梯   图 4 - 41   重心前移和辅助上楼梯

需要注意的是，上楼梯训练需要注意患者的身体状况和训练强度，避免过度劳累和意外情况的发生。同时，护理人员需要根据患者的具体情况来制订合适的训练计划，逐步增加难度和强度，以达到更好的训练效果。

4. 下楼梯训练的方法和注意事项

（1）训练准备   患者在训练楼梯上站立，健手抓握楼梯扶手。护理人员站立于患者患侧方，右手控制住患者患侧膝关节，防止突然屈曲；左手控制患者健侧躯干，使患者身体重心向健侧转移。

（2）患侧下肢下楼梯   护理人员右手从患者患侧膝关节上方转移至内侧方，用手指勾住并辅助患侧下肢屈髋、屈膝，将患侧下肢下一级楼梯，并全足底稳定踩地。这个步骤需要反复进行（图 4 - 42）。

（3）重心转移和健侧下肢下楼梯   护理人员站立于患者

患侧方，右手控制住患者患侧膝关节防止突然屈曲，左手控制患者健侧躯干，使患者身体重心向患侧转移。同时，患者健侧下肢下一级楼梯，并全足底稳定踩地。这个步骤也需要反复进行(图4-43)。

　　需要注意的是，下楼梯训练需要注意患者的身体状况和训练强度，避免过度劳累和意外情况的发生。同时，护理人员需要根据患者的具体情况来制订合适的训练计划，逐步增加难度和强度，以达到更好的训练效果。在训练过程中，还需要注意患者的安全和步态正确性，避免摔倒等意外情况的发生。

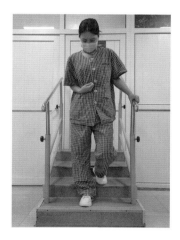

图4-42　患侧下肢下楼梯

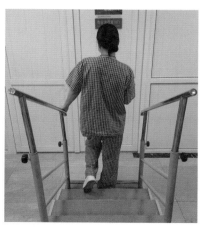

图4-43　重心转移和
健侧下肢下楼梯

四、运动疗法

1. 院内身体活动或运动指导的方法和注意事项

（1）适应证　　患者入院后8小时，没有胸痛和呼吸困难等不适主诉，穿刺部位没有出血、血肿，生命体征平稳。

（2）功能训练方案　根据患者的具体情况，可以采取不同的训练方案，包括仰卧位直腿抬高运动、双臂向头侧抬高深吸气、放下慢呼气等。

（3）活动观察内容　在活动过程中，需要连接心电监测设备，严密监测患者的症状及穿刺部位情况。如果出现胸闷、胸痛、运动心率比静息心率增加≥20次/分、呼吸≥30次/分、血氧饱和度<95%，需要立即停止活动，进行床旁心电图检查，并通知医生。第2天活动量减半，或将活动计划推延。

（4）运动负荷试验评估　出院前应对每例患者进行运动负荷试验评估，以评估患者出院后的活动风险，为患者出院后的日常活动提供建议，同时提供出院后运动指导。

需要注意的是，院内身体活动或运动需要在医生的指导下进行，以确保患者的安全和训练有效。此外，应根据患者的具体情况和身体状况制订个性化的训练方案，逐步增加难度和强度以达到更好的效果。在活动过程中，需要密切观察患者的反应和指标变化，如出现不适或异常情况应及时停止活动并进行相应处理。

2. 院外身体活动或运动指导的方法和注意事项

（1）门诊运动康复计划　患者出院后应尽快制订门诊运动康复计划，大多数患者在出院后1~3周内开始运动康复。

（2）门诊心脏康复项目　建议患者出院后参加门诊心脏康复项目，即在有医生参与和心电监护下的运动康复，一般每周3次，持续36次或更长时间。

（3）家庭运动习惯 完成门诊运动康复计划的患者，已经获得相关运动技能，养成了运动习惯，掌握了危险因素控制的相关知识，建议回到家庭继续坚持规律的适当强度运动，推荐使用心率表或移动式心电监测系统保证运动的安全性和运动效果。

（4）经典运动程序 包括准备活动、训练阶段和放松运动3个步骤。准备活动包括热身运动和静力拉伸，持续5～10分钟。训练阶段包括有氧运动、抗阻运动和柔韧性运动等，总时间为30～60分钟。放松运动可以是慢节奏有氧运动的延续或是柔韧性训练，根据病情轻重可持续5～10分钟，病情越重放松运动的持续时间宜越长。

需要注意的是，患者在出院后进行身体活动或运动时，需要在医生的指导下进行，以确保安全和有效；同时，需要根据患者的具体情况和身体状况制订个性化的训练方案，逐步增加难度和强度以达到更好的效果。此外，还需要注意患者的身体反应和指标变化，如出现不适或异常情况应及时停止活动并进行相应处理。

五、有氧训练

1. 有氧训练的适应证

（1）心血管疾病 陈旧性心肌梗死、稳定型心绞痛、隐性冠心病、轻度至中度原发性高血压、轻症慢性充血性心力衰竭、心脏移植术后、冠状动脉腔内扩张成形术后、冠状动脉分流术后等。

（2）慢性呼吸系统疾病 慢性阻塞性肺疾病和慢性支气管炎、肺气肿、哮喘（非发作状态）、肺结核恢复期、胸腔手术后恢复期。

（3）代谢性疾病　糖尿病、单纯性肥胖。

（4）其他慢性疾病状态　慢性肾衰竭稳定期、慢性疼痛综合征、慢性疲劳综合征、长期缺乏体力活动及长期卧床恢复期。

需要注意的是，有氧训练对于不同疾病的患者有一定的适应证，但并非所有患者都适合进行有氧训练。在进行有氧训练前，需要对患者进行全面的身体检查和评估，以确保其身体状况适合进行有氧训练。同时，需要在医生的指导下进行训练，以避免不必要的风险和意外情况的发生。

2. 有氧训练的禁忌证

（1）近期心肌梗死后非稳定期　有氧训练可能会增加心肌耗氧量，增加心脏负担，因此心肌梗死后非稳定期患者不宜进行有氧训练。

（2）急性心包炎、心肌炎、心内膜炎　这些炎症性疾病可能导致心脏功能受损，进行有氧训练可能会加重病情。

（3）严重而未控制的高血压　有氧训练可能会使血压升高，增加心血管事件的风险，因此严重而未控制的高血压患者不宜进行有氧训练。

（4）急性肺动脉栓塞或梗死　这类疾病可能导致肺功能受损，进行有氧训练可能会加重病情，因此禁忌进行有氧训练。

（5）确诊或怀疑主动脉瘤　主动脉瘤有破裂的风险，进行有氧训练可能会增加破裂的风险，因此禁忌进行有氧训练。

（6）严重主动脉瓣狭窄　有氧训练可能会使血流动力学

不稳定，增加心脏负担，因此严重主动脉瓣狭窄患者不宜进行有氧训练。

（7）血栓性脉管炎或心脏血栓　这些疾病可能导致血管堵塞，进行有氧训练可能会加重病情，因此禁忌进行有氧训练。

3. 常见的有氧训练项目

常见的有氧训练包括步行、慢跑、滑冰、游泳、骑自行车、打太极拳、跳健身舞、做韵律操等。依赖仪器设备的有氧训练有活动平板、功率自行车、手摇车、下肢踏车训练等。这些项目在适当的情况下，可以帮助患者提高心肺功能、增强体质、减轻压力和焦虑，从而改善生活质量。

六、循环抗阻训练

循环抗阻训练的过程可以分为三个阶段：准备阶段、训练阶段和恢复阶段。

1. 准备阶段

（1）热身运动　在开始训练之前，应进行适当的热身运动，如慢跑、活动关节、做伸展操等，以增加血液循环，提高肌肉温度，减少运动损伤的风险。

（2）选择适当的抗阻训练器并确定训练重量　根据个人的训练目标和喜好，选择适合的抗阻训练器，例如杠铃、哑铃、弹力带、健身器械等（图 4 - 44、图 4 - 45）。根据个人的力量水平和目标，确定适当的训练重量，以避免过重或过轻导致的运动效果不佳。

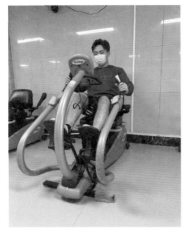 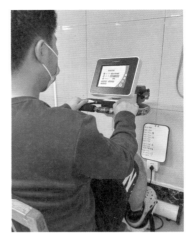

图 4 -44 抗阻训练(一)   图 4 -45 抗阻训练(二)

（3）设定训练计划 根据个人的训练目标，制订合理的训练计划，包括训练时间、强度、频率等。

2. 训练阶段

（1）按照训练计划进行抗阻训练 根据个人的训练计划，按照设定的重量和次数进行抗阻训练，可以根据身体状况和时间安排，逐渐增加训练强度和次数以提高肌肉力量和耐力。

（2）控制训练时间 每次训练的时间一般控制在 30 分钟以内，不宜过长，以防止过度疲劳。

（3）休息和恢复 在每组训练之间安排适当的休息时间，可以进行简单的拉伸运动或深呼吸练习，以缓解肌肉疲劳和促进血液循环。

3. 恢复阶段

（1）拉伸运动 在训练结束后进行适当的拉伸运动，可以缓解肌肉紧张和促进肌肉恢复。

（2）放松练习　可以进行深呼吸练习、冥想或瑜伽等，帮助身体和心理放松。

（3）温水浴　进行温水浴可以改善血液循环，促进肌肉恢复。

在进行循环抗阻训练时还需要注意以下几点：逐渐增加训练强度和次数，避免一开始就进行过度的训练；合理安排训练时间和休息时间，避免长时间连续训练导致肌肉疲劳；注意正确的动作姿势和技巧，避免错误的动作导致受伤。

第四节　伴有营养障碍的康复护理技术

一、乳腺癌术后康复护理

1. 呼吸功能康复

术前指导患者进行适应性的呼吸功能训练，练习腹式呼吸。术后定时改变患者的体位，叩打背部，促使痰液排出。鼓励患者深呼吸，促使肺叶扩张，防止肺部感染，有利于胸部术区皮肤放松。

2. 淋巴性水肿康复

（1）体位管理　术后经常抬高患侧上肢，避免长时间下垂。避免在患肢测量血压、静脉抽血、输液。平卧时用枕垫高患肢，避免血液回流受阻（图4-46）。

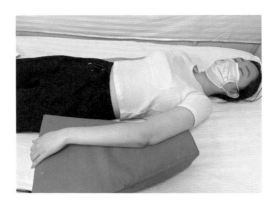

图 4 - 46　体位管理

（2）促进肿胀消退　术后早期进行手指握拳和伸展活动，肩关节进行被动和主动活动，可有效预防淋巴水肿（图 4 - 47）。

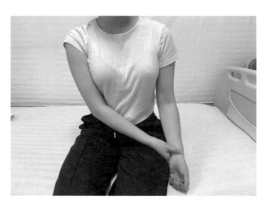

图 4 - 47　握拳训练

（3）压力治疗　使用正压充气压力治疗仪或弹性绷带对患肢进行压力治疗，改善淋巴和血液循环，缓解淋巴水肿

（图 4 − 48）。

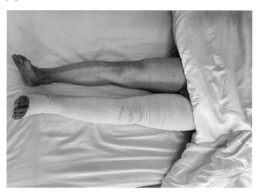

图 4 −48　压力治疗

（4）肌内效贴　肌内效贴是一种贴扎治疗方法，利用弹力黏胶布带的弹性与牵拉作用，使皮下淋巴开放，促进淋巴回流，缓解淋巴水肿（图 4 − 49）。

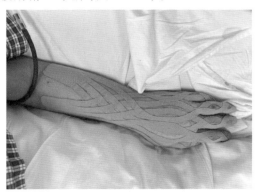

图 4 −49　贴扎治疗

3. 患侧上肢活动功能康复

由于手术切除了胸部肌肉、筋膜和皮肤，患侧肩关节活动明显受限制。在术后不同阶段进行相应的活动促进功能康复：

（1）术后 1～3 天　进行上肢肌肉等长收缩，促进血液和淋巴回流；利用健侧上肢或他人协助患侧上肢进行屈肘、伸臂等训练（图 4 – 50）。

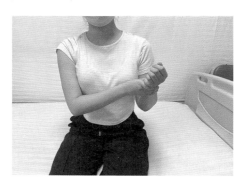

图 4 –50　屈肘训练

（2）术后 4～7 天　鼓励患者用患侧手洗脸、刷牙、进食等，进行以患侧手触摸对侧肩部及同侧耳朵的训练（图 4 –51）。

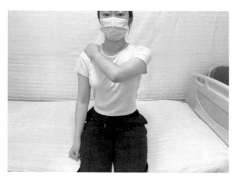

图 4 –51　患手摸对侧肩

（3）术后1～2周　在皮瓣基本愈合后，开始肩关节活动，进行前后摆臂、手指爬墙、梳头等训练。注意不要以患侧肢体支撑身体，以防皮瓣移动而影响愈合（图4-52）。

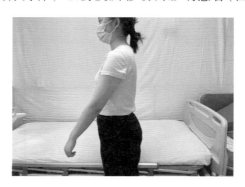

图4-52　前后摆臂

4. 心理康复

向患者和家属说明手术的必要性，并对康复治疗技术进行指导。可以邀请曾接受过类似手术且已经痊愈者分享经验和心得，帮助患者度过心理调适期。鼓励患者树立战胜疾病的信心，同时对其家属进行心理辅导，取得患者家属的理解、关心和支持。

这些康复治疗措施对于乳房切除术后患者的恢复非常重要，有助于减少并发症、改善生活质量。

二、肺癌术后康复护理

1. 不同类型肺部手术后的体位选择

（1）麻醉未清醒时　患者应取平卧位，头偏向一侧。这样可以避免呕吐物或分泌物吸入导致窒息或吸入性肺炎。

（2）清醒后　当患者清醒且生命体征平稳后，可以采用半坐卧位。这种姿势有助于改善呼吸和循环功能，并减轻术后疼痛。

（3）肺段切除术或楔形切除术　患者应选择健侧卧位，这样可以促进患侧肺组织的扩张，有利于术后恢复。

（4）肺叶切除术　如果患者的呼吸功能尚可，也应选择健侧卧位。但如果呼吸功能较差，为了避免健侧肺受压而影响肺的通气功能，可以选择平卧位。

（5）全肺切除术　患者应避免过度侧卧，采取 1/4 侧卧位。这样可以预防纵隔移位和压迫健侧肺而导致的呼吸循环功能障碍。

除了体位选择外，术后护理也非常重要，包括密切监测生命体征、保持呼吸道通畅、预防感染等。根据医生的建议，逐步进行康复训练，有助于加速术后恢复。

2. 有效咳嗽技巧训练

（1）向患者说明痰液潴留的危险性　在训练开始前，需要向患者解释清楚痰液潴留的危害，如可能导致肺部感染、影响呼吸功能等，以便患者充分认识到训练的重要性。

（2）指导并协助患者深呼吸和有效咳嗽　在麻醉清醒后，立即鼓励并协助患者进行深呼吸和咳嗽，每 1～2 小时一次，以确保痰液能够及时排出（图 4-53、图 4-54）。

（3）叩背促进分泌物排出　在咳嗽前，先进行叩背操作。由护士协助患者采取坐位或健侧卧位，护士五指并拢，掌指关节屈曲，有节律地由下至上、由外至内叩背。这样可以使肺段、肺叶内的分泌物松动而流至支气管中，有利于痰液的排出。

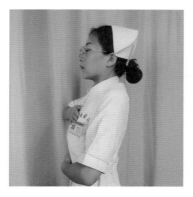 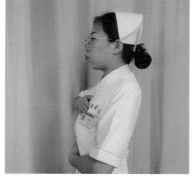

图4-53　吸气　　　　　　　图4-54　呼气

（4）指导患者进行有效的咳嗽动作　在叩背之后，指导患者深吸气，短暂的屏气使气体在肺内得到最大的分布，然后关闭声门，进一步增强气道中的压力，当肺泡内压明显增加时，快速将声门打开，同时收缩腹肌完成咳嗽动作。这个过程需要反复数次，直至患者将痰液全部咳出为止。

（5）固定胸部伤口以减轻疼痛　在咳嗽时，需要固定胸部伤口以减轻震动引起的疼痛，可以由护士、家属或患者自己完成。

在这个过程中，护士的角色是非常重要的。护士提供了专业的指导和协助，确保患者能够正确地进行咳嗽技巧训练，从而减少术后并发症的风险。同时，护士还需要密切观察患者的反应情况，及时调整训练的频率和强度。

3. 术后呼吸功能训练

患者麻醉清醒后，应立即鼓励并协助其进行深呼吸和有效咳嗽。此后，逐步加强呼吸训练，包括吹气训练、腹式呼吸训练和呼吸训练器训练（图4-55、图4-56）。这些训练可以改善患者的呼吸功能，减轻呼吸困难的症状，提高运动耐力。

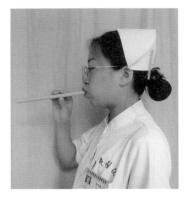 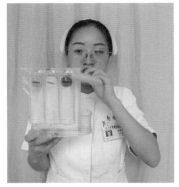

图4-55　吹气训练　　图4-56　呼吸训练器训练

4. 早期活动

术后第1天，当生命体征平稳后，应鼓励并协助患者在床旁站立、移步。术后第2天起，可扶持患者围绕病床在室内行走3~5分钟，以后根据患者的耐受情况逐渐增加活动量。活动时要妥善保护引流管，严密观察患者病情变化，出现异常立即停止活动。拔除引流管后逐步进行步行、上下楼梯等活动，以加大肺通气量。早期活动可以预防肺不张，改善呼吸、循环功能，振奋精神，增进食欲。

5. 心理康复

向患者和家属说明手术的必要性，进行呼吸功能康复和上肢功能康复指导，帮助患者树立康复的信心。可以邀请肺癌术后康复效果好的患者分享经验和心得；同时，动员家庭和社会力量给予患者心理支持。

三、喉癌术后康复护理

1. 呼吸通道管理

（1）保持气管内套管通畅 术后 24～48 小时内需要及时清理气道分泌物，以防止痰液堵塞气管内套管而引起窒息。同时，观察每日分泌物的量、颜色、气味和黏稠度等情况。为了防止气管内套管堵塞，成人每隔 4 小时需要清洗和消毒一次。

（2）保持下呼吸道通畅 为了保持室内清洁和空气清新，室温应维持在 20～25℃，室内湿度保持在 40%～70%。此类患者进行湿化气道护理是必要的，可以采用定时气管内滴液或持续气管内微泵滴液的方法。必要时每天进行 2～3 次雾化吸入，促进痰液稀释，使患者能够轻松排痰。此外，用双层湿润的生理盐水纱布覆盖气道口，既可以湿化气道，又可以防止异物落入气管。同时，鼓励患者深呼吸和咳嗽，及时排出分泌物，以保证呼吸道通畅，防止肺部感染。

（3）注意切口护理，预防脱管 切口敷料及周围皮肤应保持干燥清洁，每日更换套管敷料，并注意无菌操作。套管系带松紧要适中，结扎要牢固，以防止外套管脱出。

（4）拔管护理 在拔出套管前，应进行堵管练习 24～48 小时，如果超过 3 天患者能够平卧入睡且没有憋气和缺氧等症状，就可以拔管。拔管后 24～48 小时内要密切观察，如出现呼吸困难、皮下气肿、气胸、出血等，应及时报告医生处理。

2. 吞咽训练

（1）声门上水平半喉切除和全喉切除术后，多数患者需要进行一定时间的吞咽训练才能正常进食，避免呛咳和误咽。

（2）全喉切除术后患者应从饮水开始，小口缓慢进行。如果没有异常反应，可以逐渐练习吃软食。

（3）部分喉切除术后，应指导患者从团块状软食开始练习，如香蕉、软蛋糕或糊状食物等。全喉及部分喉切除术后 14 天，可以遵医嘱练习经口进食。在此过程中，应教会患者掌握正确的进食要领。

（4）对于垂直半喉切除术后的患者，要求其在吞咽时头偏向健侧。如果左侧被切除，在练习吞咽时头部应向右偏；如果右侧被切除，头部则向左偏。通过反复训练，直至进食时不再发生呛咳。

3. 颈肩运动功能的康复

颈肩运动功能的康复训练见视频 1 至视频 5。

视频 1　　视频 2

视频 3　　视频 4　　视频 5

根治性颈清扫术可能会引起胸锁乳突肌和支配斜方肌的副神经被切断，从而导致肩下垂和肩关节运动障碍。为了解决这些问题，可以采取一系列治疗方法，包括局部温热疗法等物理因子治疗、按摩、主动运动及抗阻运动练习等。这些方法可以帮助患者恢复颈肩部的运动功能，减轻肩下垂等症状。

4. 形体康复

术后患者需要注意穿着，为了掩饰造口，可以使用宽松高领衣服、围巾、镂空饰品等适当掩盖。对于肩下垂的患者，可以穿有垫肩的衣服以改善形象。在保持形象整洁的同时，不可妨碍造口的通气，以确保呼吸道畅通。

5. 心理康复

全喉切除术后患者可能会面临容貌、进食功能、与他人交流能力等方面的改变，因此容易出现心理障碍。为了帮助患者克服这些问题，术前应向患者充分说明手术的必要性和术后功能康复的措施，消除其顾虑。同时，鼓励患者倾诉自己的感受并给予心理支持，使之能密切配合手术与康复。术后建立有效的沟通方式，有助于减轻负性情绪。此外，鼓励患者积极参与社会生活，如参加癌症患者协会或俱乐部等组织，提供相互交流和相互鼓励的机会，有助于改善患者的心理功能和社会功能，使其逐步回归社会。

第五节　伴有心理障碍的康复护理技术

一、定义

根据生物－心理－社会医学模式，医学的服务目的已不仅仅是治愈伤痛，还应保证患者的健康与幸福，提高患者的生存质量。在康复治疗过程中，通过各种康复手段使患者的躯体功能障碍得以恢复，往往改善了其生理上的缺憾，却忽略了这类患者在患有躯体功能障碍的同时常常伴随着不同程度的心理障碍，两者通过神经、内分泌等因素相互影响和制约，形成恶性循环，从而影响患者全面康复目标的实现。因此，在开展医学康复的同时必须将心理康复贯穿始终，使患者的身心康复均得以顺利进行。

心理康复护理作为康复护理的一个分支，越来越被人们所重视。它是指面对不同原因所造成的心理疾患，心理康复护理者根据心理康复医疗计划及要求，运用康复心理学的基本理论于临床实践，与其他康复专业人员共同协作，对这类患者实施特殊的心理调适和护理，使患者摆脱心理困扰，提高生活质量，重新回归社会。

二、康复科常见的心理康复对象

1. 神经系统疾病，如脑血管意外、脊髓损伤、周围神经损伤等的患者。

2. 运动系统疾病，如外伤、骨折、截肢后的患者。

3. 其他疾病，如高血压、糖尿病、冠心病、恶性肿瘤等的患者。

三、心理评估

心理评估是指根据心理学的理论和方法对个体心理现象做出全面、系统、深入的客观描述。临床心理评估主要包括观察法、访谈法、询问法、心理测评四种方法。这四种方法各有优势，在临床工作中通常根据需要将不同的方法结合使用，以便获得全面而准确的信息，做出正确的判断。

（一）观察法

观察法主要是通过对被评估者的行为表现直接或间接的观察而进行心理评估的一种方法，一般可分为自然情境下的观察和特定情境下的观察。

1. 自然情境下的观察

自然情境下的观察是随时可以发生的，是指在不加以控制的情况下对被评估者的行为进行观察。这种观察真实、自然，包括以往和现在的行为，以及外显和内隐（指心理活动）的行为。

2. 特定情境下的观察

特定情境下的观察指在经过预先精心设计的标准情景中进行的观察，是按照一定程序进行的，使每个被评估者都接受同样的刺激，以观察预先确定的行为范畴。

从心理学角度来看，侧重于观察以下方面的内容：

（1）意识状态　心理学中的"意识"特指人类心理活动的自觉性和主动性。护士对患者意识状态进行观察，可以从意识的清醒程度、定向力、注意力等方面着手。

（2）一般外表与活动　从外观上来观察患者外表打扮是否得当、面部表情及姿态表情是否得体、活动时姿势是否正常、是否动作过多、是否有不安的表现、自理能力如何等。

（3）认识活动　认识活动是人心理活动的基础，对人们认识客观事物有着重要意义，可以从记忆力、言语能力、抽象理解力、判断力等方面了解患者在认识活动和学习能力方面的问题。

（4）情绪方面　在临床上，患者患病作为一个生活事件必定会引发患者的情绪活动，但是，在通常情况下患者不论是情愿或不情愿、主动或被动，都会逐步适应疾病过程。护士在与患者交谈时可观察患者是否表现出合作、友善、坦诚，还是警戒性很高、怀疑心很强，或不安、害羞等其他负面情绪。

（5）个性表现　性格特征对患者的反应也有很大的影响。护士可以通过观察掌握患者习惯的行为方式，分析其性格特征，了解患病后态度特征的改变是必要的。

（二）访谈法

护士在对患者进行心理评估时所进行的访谈，是护士有目的、有计划地收集评估资料的主动行为。这种方法简便易行，是临床工作中应用最广泛的方法之一。

在首次接触患者时，护士必须根据患者能够理解的程度介绍自己，要强调自己在了解患者、照顾患者方面的责任，随时保持尊重患者的态度，并创造条件鼓励患者发问，使患者感到护士的表情、态度、言语良好，有为患者服务、为患者解决问题的心，这样患者就会愿意主动交谈。

（三）询问法

护士可以围绕中心议题提出问题，一般来说，有开放式询问和封闭式询问两种方式。

1. 开放式询问

开放式询问通常使用"什么""如何""为什么""能不能""愿不愿意"等词来发问，让患者就有关问题、思想、情感给予详细的说明。使用开放式询问时，应重视把它建立在良好护患关系的基础上，离开了这一点，就可能使患者产生一种被询问、被窥探、被剖析的感觉，从而产生抗拒。

2. 封闭式询问

封闭式询问通常使用"是不是""对不对""要不要""有没有"等词，而回答也是"是""否"式的简单答案。这种询问常用来收集资料并加以条理化，澄清事实，获取重点，缩小讨论范围。

（四）心理测评

心理测评是运用心理测量技术将人的心理现象量化的一种手段，大致可归纳为以下几种：

1. 智力测验

智力测验的目的在于测量人的智力水平，常用于脑器质性病变及退行性病变的诊断参考，如脑卒中、脑外伤、缺氧性脑损害、大脑性瘫痪、中毒性脑病等患者的智力评估。常用的有韦克斯勒智力量表、成人简易智力测验等。

2. 人格测验

人格测验是对人格的揭示和描述，测量个体在一定情景下经常表现出的典型行为和情感反应，通常包括类型、气质、情绪状态、人际关系、动机、态度、兴趣等。常用的有明尼苏达多相人格调查表、艾森克人格问卷、卡特尔人格问卷、罗夏墨迹测验等。

3. 情绪测验

残疾或疾病使人的情绪发生很大变化，常常出现焦虑、抑郁，甚至悲观、失望。常用的情绪测验方法有汉密尔顿抑郁量表、汉密尔顿焦虑量表。

4. 诊断测验

诊断测验指专门用于临床的测验，用于评估心理或行为的范围很广，包括感觉、直觉、运动、言语、注意、记忆、思维、情绪和人格等涉及脑功能的各个方面，如 H－R 神经心理学成套测验、医院焦虑抑郁情绪测定表、康奈尔心身症状调查表等。

四、康复科患者常见的心理障碍的康复护理技术

（一）焦虑情绪的心理护理

焦虑情绪的典型表现是紧张、不安和烦躁，患者经常无法表述焦虑的确切原因。在临床护理中可采用以下方法消除患者的焦虑情绪。

1. 情绪疏导

焦虑的产生与对环境及自身疾病的不了解、不熟悉有关。不熟悉的人和事给患者带来一种未知的威胁，让患者紧张、担心。在心理护理中，应向患者介绍医院的医疗环境、相关检查、治疗设施，以及医务人员的能力水平和医院管理的相关制度，使患者确信能够得到恰当的医疗帮助，消除因医疗过程引起的焦虑。除此之外，护士还应向患者介绍疾病的病因、发病过程、诊断、治疗方法及预后情况，使患者对所患疾病有全面的了解。尤其对于高位截瘫、卒中后严重肢体功能障碍、言语障碍、吞咽障碍、认知障碍，以及肿瘤或伴有严重心脏病等的患者，应通过言语疏导帮助患者调节对自身健康和康复效果的期望，接受患病的现

实，并逐渐树立康复的信心和希望。

2. 放松疗法

研究发现，焦虑情绪与肌肉紧张有关联，肌肉的放松可以使焦虑情绪得到缓解。由于康复科大部分患者肢体活动受限，不能进行肌肉的放松训练，可教给患者使用暗示的方法，在其烦躁不安时进行自我放松训练。该方法是布格于1972年提出的，共分三步：

第一步，深深地吸一口气，然后迅速吐出。

第二步，不断向自己暗示"放松，放松"。

第三步，把注意力集中在有趣的事物上，停留几分钟。

完成这三步后，可回到引起焦虑的问题。如果还感到焦虑，再重复这三个步骤，直至焦虑缓解。

3. 音乐疗法

音乐可以缓解紧张刺激给人带来的心身反应，降低兴奋水平，促进机体的内部稳定状态。对有焦虑情绪的患者，可以让其聆听一些节奏舒缓、旋律优美的乐曲，帮助患者放松紧张的情绪。

对焦虑水平较高的患者单纯使用心理疗法可能起效慢，效果不理想，应请精神科医生会诊，恰当使用一些抗焦虑药物来缓解焦虑情绪。

（二）抑郁情绪的心理护理

患者的抑郁与躯体功能的丧失、某些社会功能的丧失及自尊心的丧失有关，有悲伤、失望、无助、乏力等表现，可采用以下方法进行心理护理。

1. 心理支持

对抑郁情绪的患者，心理支持是非常必要的。患者面临疾病的威胁，对自己失去信心，摆脱疾病是超出患者能力范围的事。如果让患者单独面对，会令其感到无能为力、不知所措，因而意志消沉、情绪低落、颓废而缺乏斗志，表现出抑郁的情绪状态。医护人员不仅要做医疗上的帮助者，更要做患者心理上的支持者。

给予患者同情和关注是心理支持的重要环节，医护人员要与患者建立良好的护患关系，并进行有效的心理沟通。在沟通过程中，护理人员应注意多倾听患者的想法，理解患者的感受，同时还应为患者分析治疗的前景和希望，给予患者恰当的保证，鼓励患者树立战胜疾病的信心，让患者感到护理人员是其最有力的支持者和帮助者，帮助患者逐渐走出抑郁情绪的困境。

2. 自信心训练

抑郁的患者大都缺乏自尊和自信，帮助患者建立自信心、恢复自尊，可以帮助其消除抑郁情绪。自信心训练可以分为下述三个步骤。

第一步，改变观念。抑郁情绪与患者对自己的不满意紧密相关。不满意是因为现实不能符合患者理想的标准，如果降低患者的期望标准，使之趋近于现实，便可以增强患者的自信。具体的做法是先分析患者情绪抑郁的原因，寻找导致抑郁的理想化标准并与现实比较，发现其中的差距，通过与患者的讨论修改这个标准，改变不恰当的观念，让患者对现实比较满意而获得自信。

第二步，自我恭维。抑郁的患者往往只看到患病后的损失和消极影响以及自己的各种缺点，对疾病治疗积极的一面及自己的优点却视而不见。医护人员应通过深入了解患者，发现患者的优点，并把这些优点写到卡片上，让患者每当心情不好时就拿出这些卡片来阅读，进行积极的自我强化和暗示。这样可使患者积极的情绪逐渐占优势，进而克服抑郁情绪。

第三步，改变现状。增强自信仅从观念上改变是不够的，还应鼓励患者积极地改变现实，使现实更加让人满意。医护人员可以要求患者积极配合治疗，不仅要遵从医嘱、按时服药、接受治疗，而且要注意饮食调节、情绪调节和适度运动，这样才能尽快恢复健康。

（三）恐惧情绪的心理护理

恐惧是人面临威胁、危险时产生的一种紧张情绪。在疾病的诊断和治疗过程中，有很多因素可以引起患者的恐惧情绪，需要医护人员的帮助，患者才能摆脱这种情绪。

1. 解释与说明

一部分患者恐惧的对象并非客观存在，而是患者认为有危险或存在可怕的后果，因而出现恐惧。这与患者缺乏医学知识，缺乏对医院环境和医疗环节的了解有关。这类恐惧可以通过护理人员向患者解释和说明相关知识来消除。例如一些患者害怕药物的副作用、害怕 X 线会杀死人体正常细胞等，医护人员都可用正确的医学知识纠正患者的错误认识，使患者的恐惧情绪得以缓解。

2. 安慰与保证

对一些病情严重的患者，或是需要接受手术治疗的患者，应根据实际情况给予患者安慰和保证。对疾病后果严重的患者，可淡化危险的程度，说明不良后果的必然性和不可避免性，帮助患者逐渐接受现实而减少恐惧。对只是有危险可能的患者，应让患者多看到顺利和成功的一面，并介绍一些成功的病例和可能出现危险时采取的医疗措施，给予患者恰当的保证。

3. 放松训练

恐惧本身就是一种紧张情绪，和焦虑反应有一定共同之处，在护理中可以采用放松疗法对抗紧张，消除患者的恐惧。对恐惧情绪还可采用类似系统脱敏疗法的治疗方法，让患者设想危险的情形已经出现，使其产生恐惧情绪，再通过放松训练对抗恐惧情绪。

（四）对愤怒情绪的心理护理

愤怒与愿望实现受阻有关。在医疗活动中，护理人员应注意在与患者的交谈中正确地向患者解释病情和治疗后果，不可盲目保证，以免使患者产生过高的期望，在结果不能符合期望时产生愤怒情绪。同时，医护人员还应尽职尽责，满足患者对医护人员的角色期望，这样也可以避免一些愤怒情绪。当患者出现愤怒情绪时，可采用下列方法开展心理护理。

1. 心理疏导

了解引起患者愤怒的原因，给予恰当的心理疏导。患者在有些时候因为病情恶化，不能达到预期的治疗效果而出现愤怒情绪时，医护人员应说明具体情况，使患者降低对疗效的期望。如果是由医护人员人为因素引起的患者愤怒，应给予患者恰当的补偿，平息其愤怒情绪。

2. 适度宣泄

愤怒的患者处于激动、兴奋状态下，常有一些不当行为表现，如攻击行为等。这些行为虽然对医院的正常秩序有一定消极影响，但对降低愤怒情绪有一定积极作用。医护人员可以设计一些情形让患者宣泄愤怒情绪，既不对他人造成危害，又可以让患者平息愤怒的情绪。经过适度宣泄，患者的情绪自然会平静下来。

五、团体文娱训练

对于一些患者，整个康复过程就像漫长的旅程，一个人的前行总是孤独而焦急的，但团体的力量却是巨大的。创新、用心、多元的团体文娱训练，让患者与患者之间一起经历成长，激发其对康复的积极性和主动性，促使其在康复的道路上走得更快、更好、更愉悦，帮助患者一步一步回归家庭和社会，再次构建对生活的热情和期待。

案例一

（一）病例筛选

通过对 20 名患者进行肌力及日常生活活动（ADL）评估，筛选出 12 名患侧肢体肌力均在 3 级及以上，但上肢手运动功能恢复效果不理想，且手指精细运动差、灵活性差的患者。将这 12 名患者平均分为两组，一组为常规康复护理指导组，另一组为团体文娱康复组。针对团体文娱康复组的 6 名患者，采取每周一次的小组团体文娱训练。4 周为一个周期，一个周期后对两组进行效果评价。

（二）训练项目及方案

1. 偏瘫体操

偏瘫体操可提高躯体动态平衡和协调性，锻炼上肢功能。

具体做法：6 名患者间隔 1m 围成圆圈站立，选择舒缓放松的背景音乐，在护士指导下完成 4 个动作：①肩关节外展、内收、上举运动；②肘关节屈曲、伸直运动；③腕关节屈曲、伸展、背屈运动；④手指关节伸直和屈曲运动（图 4－57、图 4－58）。

2. 你抛我接

你抛我接可锻炼躯体平衡，提高手与上肢的协调与控制能力。

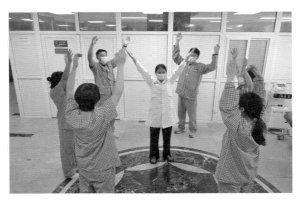

图 4－57　偏瘫体操（一）

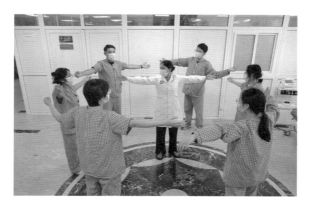

图 4 –58 偏瘫体操（二）

具体做法：6 名患者均取坐位或站位围成圆圈，护士可站于圆心，指导患者双手向上举起，向护士或对向患者抛球或接球。患者手臂尽量举高，投球时应注意力度。护士向患者抛球时可控制球的方向，使患者向不同方向伸展上肢。游戏反复进行（图 4 –59、图 4 –60）。

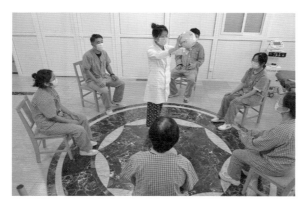

图 4 –59 你抛我接（一）

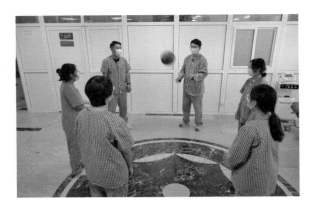

图 4 -60 你抛我接（二）

（三）治疗效果（表 4 - 3）

表 4 - 3 治疗效果

项目	肌力	ADL 评分	满意度	依从性	心理状况
常规康复护理指导组	3 级	50 ~ 55	一般	一般	焦虑
团体文娱康复组	4 级	51 ~ 60	明显提高	高	明显改善

案例二

（一）病例筛选

通过对患者语言表达能力的评估后，筛选出 12 名认知功能正常、言语含混不清、表达不畅导致交流障碍的患者，平均分为两组，一组为常规康复护理指导组，另一组为团体文娱康复组。针对团体文娱康复组的 6 名患者，采取每周一次的小组团体文娱训练。4 周为一个周期，一个周期后对两组进行效果评价。

（二）训练项目及方案

1. 破冰游戏

患者通过游戏的方式进行简单的自我介绍，锻炼患者的发音，增进患者之间的沟通交流，使患者之间能够达到共情。同类型患者之间不容易产生自卑、逃避心理，并且可以相互鼓励、共同康复。

具体做法：患者与家属共同参与游戏，面对面围坐，随机播放音乐，音乐开始时进行话筒传递，由护士中途叫停，此时手拿话筒的两人相互自我介绍。

2. 词语接龙

词语接龙能有效地训练患者的语言表达能力，反复训练可提高表达的连贯性，刺激神经，形成良好的说话方式。

具体做法：第一个患者随意说出一个词语，下一个患者以第一个词语的结尾字为下一个词语的开头字（可以是同音字，但是不得重复），中断或重复者接受游戏惩罚。鼓励患者朗读，对速度不做要求，要求尽量吐字清楚、发音清晰。

3. 歌唱比赛

歌唱比赛可促进患者言语功能康复，增加训练的趣味性，改善患者的焦虑、抑郁情绪。

具体做法：每个患者可自由演唱自己擅长的歌曲，也可集体合唱（图 4-61、图 4-62）。

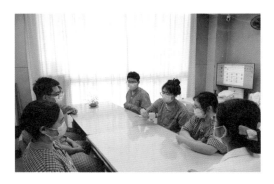

图 4 - 61 歌唱比赛（一）

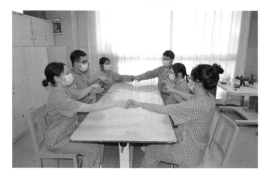

图 4 - 62 歌唱比赛（二）

（三）治疗效果（表 4 - 4）

表 4 - 4 治疗效果

项目	表达欲望	发音吐字	满意度	依从性	心理状况
常规康复护理指导组	抗拒	模糊	一般	一般	自卑、逃避
团体文娱康复组	较强	较清晰	明显提高	强	接受治疗

第六节 康复护理门诊常见技术

一、放松练习

视频 6

放松练习见视频 6。

1. 放松练习对于缓解气急、气短等症状非常有帮助。这些症状通常会导致肌肉痉挛和精神紧张，而通过放松练习，可以有效缓解这些问题。

2. 患者可以选择不同的体位来进行放松练习，如卧位、坐位或站立位。这些体位应该根据个人的舒适度和需要来选择。

3. 在一个安静的环境中进行放松练习可以更好地集中注意力。例如，进行静气功练习或使用肌电反馈技术来放松前额和肩带肌肉。

4. 对于肌肉不易松弛的患者，可以让其学会一些特定的方法来使肌肉放松。首先，要充分收缩待放松的肌肉，然后再松弛紧张的肌肉，这样可以达到更好的放松效果。此外，进行肌紧张部位的节律性摆动或转动也有助于该部肌群的放松。

5. 缓慢地按摩或牵拉也有助于缓解紧张的肌肉，达到放松的目的。

二、缩唇式呼吸

视频 7

缩唇式呼吸训练见视频 7。

1. 患者先将嘴唇闭合，用鼻深吸一口

气，屏气2~3秒，然后将嘴缩成吹口哨状，将气体缓慢呼出。这种呼吸方式可以减少下呼吸道压力递减梯度，避免小气道过早闭合。

2. 吸气和呼气的时间应有一定的比例。一般来说，吸气的时间可以持续2秒，而呼气的时间可以持续4~6秒。这种呼吸节奏可以降低呼吸频率，使呼吸更加深长和自然。

3. 呼气流量应控制在一个适当的水平。呼气时距离口唇15~20cm处的蜡烛火焰倾斜而不熄灭表明呼气流量适中。随着呼吸技巧的逐渐提高，可以逐渐延长距离及时间，以达到更好的呼吸效果。

三、腹式呼吸

腹式呼吸训练见视频8。

视频8

1. 患者可以采取立位、坐位或卧位，然后一手放于胸前，一手置于腹部，这样做有助于感受腹部的扩张和收缩。

2. 在吸气时，应该用鼻吸入，并尽量使腹部隆起，使胸廓保持最小活动幅度。这有助于使吸入的气体更深入肺底部。

3. 在呼气时，应该用口呼出，并同时使腹部塌陷。这样可以缓慢地呼出深吸的气体。

4. 腹式呼吸的呼吸频率应该控制在每分钟7~8次，每次练习持续10~15分钟，每天进行2~3次，持续6~8周。随着技巧的提高，可以逐渐增加练习次数和时间，使腹式呼吸成为自然呼吸习惯。

5. 这种呼吸技巧不仅可以增强肺部功能，提高呼吸质量，还有助于放松身体和减轻压力。

需要注意的是，如果有任何健康问题或疑虑，最好在医生或专业人士的指导下进行腹式呼吸练习。

四、膈肌阻力训练

膈肌阻力训练见视频 9。

视频 9

1. 膈肌阻力训练应在腹式呼吸训练的同时进行。根据评估结果选择适当重量的沙袋置于上腹部，可以增加呼吸时的阻力。

2. 这种训练方法不仅可以增加注意力，还可以诱导呼吸的方向和部位，使膈肌得到有效的训练。

3. 膈肌阻力训练可以有效地增强膈肌肌力，每增加 2～3cm 的膈肌活动范围，可以使通气量增加 500ml 以上。这有助于改善呼吸功能，增进肺部健康。

五、主动呼气的习惯代替主动吸气的习惯

主动呼气的习惯代替主动吸气的习惯的训练见视频 10。

视频 10

1. 患者在呼气时应轻轻收缩腹肌，使膈肌上升、胸廓下降，使呼气更加深入和充分。

2. 每次呼气后应稍停片刻，不要急于吸气。这样可以适当延长呼气过程，减少肺泡内残存的气体。

3. 呼气后放松肌肉，轻轻吸气。这样做可以增加吸气量，使呼吸更加完全。

4. 初练者应该避免过多的深呼吸，防止发生过度通气。

每练习 3~5 次后暂停数分钟，然后再练习，反复练习直到完全掌握。

六、咳嗽训练

咳嗽训练见视频 11。

视频 11

1. 咳嗽是呼吸系统的防御机制之一，但对于 COPD 患者来说，其咳嗽机制可能受到损害，加之痰液黏稠，更不易排出。因此，咳嗽训练对于 COPD 患者非常重要。

2. 咳嗽训练的方法是让患者闭口，尽量深吸气后屏气 1~2 秒，再用力咳出。这种咳嗽方法有助于促进痰液的排出。

3. 患者可以由操作者先示范再指导进行咳嗽训练，这样可以更好地掌握正确的咳嗽方法。

七、徒手排痰技术

1. 体位引流及排痰技术

（1）操作流程　查对医嘱→评估、解释→听诊确定引流部位→正确的体位→协助叩击、震颤→清理分泌物→舒适的体位→观察病情及引流效果→安置患者→效果评价并记录。

（2）操作要点

体位引流：需要让患者全身放松、自然呼吸，采用触诊、叩诊、听诊等方法判断患者肺部哪一段的痰液需要引流。将患者置于正确的体位排痰姿势，并且尽可能让患者舒适、放松，随时观察患者面色及表情。根据病变部位采取不同姿势行体位引流，如病变在下叶、舌叶或中叶者，取头低足高略向健侧卧位(图4-63);若病变位于上叶,则可采取坐位或其他合适姿势。引流过程中,可结合手法叩击等技巧,如有需要,应鼓励患者做深而有力的咳嗽。若引流5~10分钟仍未咳出分泌物,则更换为下一个体位姿势,总引流时间不超过30~45分钟,一般上午、下午各进行1次。

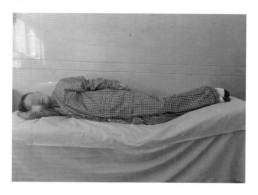

图4-63 头低足高位

叩击、震颤:叩击是一种产生机械力的操作,促使黏稠的痰液脱离支气管壁,从而排出肺内痰液。治疗者手指并拢,掌心空虚呈勺状,在患者呼气时,对准肺段相应的胸壁部位进行有节奏地叩击(图4-64),频率为80~100次/分。叩击时,治疗者运用腕关节摆动在引流部位的胸壁上轮流轻叩,每一部位持续2~5分钟。震颤也是一种在体位引流中常用的手法技巧。它借助震颤产生的机械力,促使黏稠的痰液脱离支气管壁,并有助于纤毛系统清除分泌物。在叩击拍打后,治疗者用两只手按在病变部位并压紧,指导患者深呼吸。在患者深呼气时,治疗者做快速、轻微的胸壁震颤(图4-65),连续进行3~5次。这些技巧

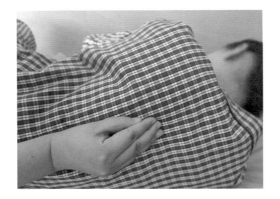

图 4 –64　叩击排痰

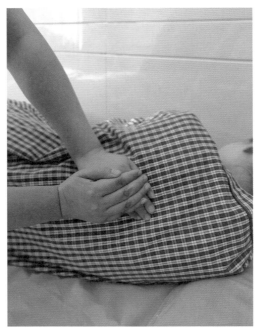

图 4 –65　震颤排痰

可以有效地帮助患者在体位引流过程中排痰，从而促进肺部分泌物的清除。需要注意的是，操作时需注意患者的舒适度和反应，避免过于用力或长时间进行叩击和震颤，以免造成患者不适或损伤。同时，操作前应先评估患者的病情和痰液情况，以确保操作的有效性和安全性。

2. 体位引流及排痰操作的注意事项及防范处理

（1）在开始体位引流之前，向患者详细解释体位引流的目的、方法以及预期的效果，可以减轻患者的紧张和焦虑情绪，并提高其配合治疗的积极性。患者对治疗过程的了解和信心可以提高其依从性，使其在治疗过程中更加放松和舒适。

（2）在体位引流过程中，患者有时可能并未立即咳出痰液，这并不意味着治疗无效。这是因为引流需要一定的时间，痰液可能需要 30~60 分钟才能被咳出。向患者解释这一点，可以减轻其焦虑并提高对治疗的信心。同时，告诉患者坚持这种训练可以有效地帮助痰液排出，让其明白坚持的重要性。

（3）在体位引流期间，指导患者配合饮温水或者进行雾化吸入，这可以有效地稀释痰液，使痰液更容易被咳出。这种措施可以增加痰液的流动性，提高排痰效果。

3. 低氧血症并发症的防范处理

（1）在体位引流的过程中，需要密切注意患者的表现，如出现咯血、发绀、头晕、出汗、疲劳等症状时，应立即终止体位引流。这些都是可能提示患者存在低氧血症的症状。

（2）咯血可能是引流过程中对气道或肺部血管的刺激导

致的；发绀通常是缺氧导致的，特别是在心肺功能较差的患者中；头晕可能是脑部缺氧引起的；出汗和疲劳则可能是缺氧导致的。

（3）终止引流后，应立即给予患者吸氧等紧急处理，并进一步检查以确定是否需要更详细的治疗。同时，这也提醒操作者在引流过程中要密切观察患者的反应，及时发现和处理可能出现的问题。

八、间歇经口管饲技术

1. 评估

在开始插管前，首先要对患者的状况进行评估，确定适合的插管方式，并检查患者是否有插管禁忌证。

2. 知情同意

插管前取得患者和家属的同意，并签订知情同意书。

3. 准备

插管前准备好所需的物品，包括胃管、食物（适宜温度）、温水、5ml 注射器、听诊器、灌食空针等。

4. 体位

采取坐位或半卧位（床头至少摇高 30°），体位性低血压及压疮患者依病情而定。

5. 插管前护理

做好口腔护理，清理口腔内的分泌物，确保插管过程顺畅并减少感染的风险。

6. 插管

戴清洁薄膜手套，导管前端用蜂蜜或饮用水润滑，手持导管前端沿口腔正中插入，并向咽后壁推进导管，插至咽喉部时嘱患者做吞咽动作，同时将导管顺势插入食管。对于胃管，插入长度为 45～55cm（图 4－66）。

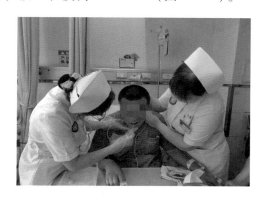

图 4－66　间歇经口管饲技术

7. 定位

确认导管插入食管，将导管末端置于盛有水的治疗碗中，无气泡溢出，嘱患者发"一"音，声音清晰无呛咳示导管未入气管。

8. 判断是否误入气管

将导管外侧端置于水中，观察有无规律气泡产生。若呼吸时有规律气泡溢出，则提示导管可能误入气管。

9. 注水及食物

往导管另一侧口缓慢注入 5ml 水，如无呛咳注入 20～50ml 水，没有不良反应方可注入食物。注意控制注食速度为 50ml/min，每次注食量 300～500ml。

10. 拔管及体位

注完食物和水后拔掉导管，保持喂食时的体位 30 分钟，以防食物反流。

11. 导管清洁

用后的导管用水冲洗干净，自然晾干以便下次使用。

12. 插管频率

根据患者情况每天插管次数一般为 4 ~ 6 次。

13. 营养状态评估

开始管饲饮食前，应评估营养状态，以确定营养素的需要量。

14. 插管时异常情况处理

插管时如果发生呛咳、呼吸困难、发绀等情况可能是导管误入了气管，应立即拔出，休息片刻后再插。

15. 逐渐增加食物量

注入食物应从少量开始，观察 2 ~ 3 天无明显不适后，再逐渐增加注入量和次数。

16. 更换导管及注射器

灌食空针每天更换，导管和5ml注射器每周更换一次。

17. 操作培训

护理者或患者本人经培训掌握操作要领后可由其操作。

18. 观察记录

观察并记录患者摄入量、出量及营养状态，监测体重。如果发现患者摄入量和消耗不平衡及时与医生联系，调整护理方案。

九、产后康复护理

1. 饮食指导

（1）产后 1 小时内，产妇可以进食流食或清淡半流食。这是因为在生产过程中，产妇可能会感到非常饥饿和口渴，所以需要提供容易消化和营养丰富的食物来补充体力。流食或清淡半流食可以帮助产妇快速恢复体力，同时也能够减轻消化道的负担。

（2）产后 1 小时后，可以逐渐过渡到普通饮食。为了保证营养均衡，饮食应包括易消化、高蛋白、低脂肪、高维生素和含铁的食物，有助于产妇身体恢复和乳汁分泌。

（3）饮食应注意干稀搭配、粗细搭配和品种多样。这样可以保证营养的均衡，同时也可以避免食物过于单调而使产妇感到厌烦。

（4）饮食应以鱼、肉、蛋、奶制品、蔬菜和水果为主，这些食物含有丰富的蛋白质、矿物质、维生素和粗纤维，有助于产妇身体恢复和乳汁分泌。

（5）应避免食用辛辣或过硬的食物。这些食物可能会刺激胃肠道，影响产妇的食欲和消化功能，还可能影响乳汁的质量和味道。

（6）对于Ⅲ度会阴裂伤的产妇，在产后 1 周内应该进无渣饮食，可以减少对会阴伤口的刺激，促进伤口的愈合。

（7）对于剖宫产的产妇，在术后胃肠功能恢复后，可以先给予流质饮食 1 天，然后是半流质饮食 1～2 天，最后再过渡到普通饮食。这样可以避免术后并发症的发生，同时也可以让产妇慢慢适应进食的过程。在进食过程中，应该避免饮用牛奶、豆浆和含糖多的食品，因为这些食品可能会引起腹部胀气，影响产妇的身体舒适度。

2. 卫生指导

（1）产后每天应进行洗漱　产后每天应进行洗脸、刷牙、洗手等基本的个人卫生护理，以保持口腔和皮肤的清洁，避免感染。

（2）洗漱时用温水　产后身体比较虚弱，用温水洗漱可以避免寒冷刺激导致身体不适。

（3）勤洗澡　产后褥汗较多，皮肤容易变得潮湿和不舒适，因此应勤洗澡，保持皮肤清洁和干燥。

（4）洗澡以淋浴为宜　淋浴可以减少经阴道和尿道逆行感染的机会，而盆浴可能会让污水进入阴道和尿道导致感染。

（5）注意保持会阴清洁　每天用温水清洗会阴部2次，使用1∶5000高锰酸钾溶液或1∶2000苯扎溴铵溶液进行冲洗或擦洗，以保持会阴部清洁和卫生，避免感染。

（6）勤更换消毒会阴垫　会阴垫应经常更换并消毒，以保持会阴部清洁和卫生，避免感染。

（7）产妇有伤口者，休息时应采取健侧卧位　如果产妇有伤口，休息时应该采取健侧卧位，这样可以减少对伤口的压迫，促进伤口愈合。

（8）会阴切开缝合术后拆线1周内避免采用下蹲姿势　会阴切开缝合术后拆线1周内，尽量避免下蹲姿势，该姿势可能会导致伤口裂开或愈合不良。

3. 休息与活动

（1）休息　产后产妇可能会感到宫缩痛、会阴部疼痛以及疲劳，应卧床休息，以减轻身体不适。同时，休息的环境应清洁、安静、阳光充足、空气新鲜、温湿度适宜，这样有利于身体恢复。

（2）室温和通风　夏季室温应保持在22～24℃，冬季室温应保持在20～22℃。每日应开窗通风，但不应有对流风，以避免受凉。

（3）活动　自然分娩的产妇在产后 6～12 小时就可以起床做轻微的活动，而在产后 24 小时则可以在室内随意走动。如果产妇感觉体力较差，可由护士或家属协助活动。对于做了会阴侧切的产妇，可以适当推迟活动时间。

4. 运动与指导训练

（1）产后保健操　产后保健操是产褥期最适宜的运动之一。这类保健操可以促进腹壁和盆底肌肉张力的恢复，避免腹壁皮肤过度松弛，预防腰骶痛、痔疮、张力性尿失禁、膀胱直肠膨出及子宫脱垂等问题。此外，产后保健操还有助于体形的恢复，有利于产妇今后适应一定强度的活动和工作。

（2）产后瑜伽　产后瑜伽练习对于身体的恢复和体形的保持都有帮助。瑜伽可以帮助调整呼吸、增加血液循环、恢复身体灵活性和增强身体力量。在练习瑜伽过程中，产妇可以学会如何通过呼吸和体式来放松身心、缓解压力，提升身体健康和精神状态。

5. 心理调适与保健

（1）倾听　认真倾听产妇诉说分娩的经历和感受，可以帮助她们宣泄不良情绪，减轻焦虑心理，防止抑郁。同时，对产妇在妊娠过程中的努力和分娩过程中的配合表示赞赏，可以强化她们的愉悦心情。

（2）转移注意力　新生儿是母爱的集中点，通过照顾新生儿，可以帮助产妇转移注意力，从对妊娠、分娩过程的回顾中走出来，淡化分娩和初为人母带来的羞怯心理，学习进入新的角色。同时，母婴同室或家庭式产妇休息室使产妇 24 小时与新生儿密切接触，也可以加速产妇注意力的转移和母亲角色的转换。

（3）鼓励独立　帮助产妇学习产褥期护理和新生儿护理知识和技能，制订护理计划，使产妇逐步参与其中，直至独立完成对自身和新生儿的护理，承担起母亲的责任。这可以让产妇更快地适应新的角色，实现从依赖到独立的过渡。

6. 家庭与社会支持

（1）家庭氛围　指导产妇的丈夫和家人营造和谐的家庭氛围，树立正确的生育观念。这包括热情地关心和体贴产妇，让她感到家庭的温暖和被重视，为她提供科学、正确的产褥期生活方式。

（2）理解和关心　理解和关心产妇的心理特点和变化，注意观察她的身体变化、饮食、营养和睡眠等状况。同时，用亲切、温和的态度和产妇交流，以调节她的情绪，帮助她克服产后的低落情绪。

（3）避免矛盾　产妇的丈夫应主动协调好夫妻关系和婆媳关系，避免家庭矛盾的发生，避免使用刺激性语言，尽可能多陪伴在产妇身边，使她在分娩后处于最佳的心理状态。

十、常用穴位注射技术

1. 腕关节（背侧入路）注射方法

腕关节背侧入路，患者取坐位或仰卧位，伸前臂将手腕平放在治疗台上，嘱患者活动示指，在腕背横纹水平线上，摸到示指固有伸肌腱活动的桡侧凹陷处，即桡腕关节

远端为进针点。安尔碘皮肤消毒范围为 15cm×15cm，铺无
菌洞巾，针头垂直刺入皮下组织，针尖斜向近端 15°指向桡
骨关节面。腕关节间隙复杂，注射不易一次成功，针尖刺
入后可先推少量药液，进行局部麻醉，然后再仔细寻找关
节间隙，以减轻患者痛苦。穿刺后关节肿胀不明显，患者
会有腕部发胀感。如仅为局部肿胀，说明药液未进入关节
腔。推药时如阻力较小，局部肿胀不明显，表示穿刺成功，
此方法最常用。注射过程中应反复回抽，每推药 0.2 ~
0.3ml 回抽一次，若回抽见血应暂停注药，调整注射方向或
深度后再行回抽；如回抽无血可继续注射；如反复回抽有
血应停止注射。注射完成后按压 3 ~ 5 分钟，穿刺孔处贴无
菌敷料(图 4 -67)。

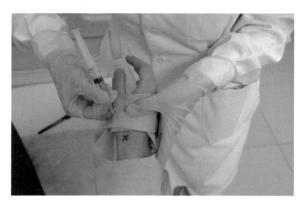

图 4 -67　腕关节(背侧入路)注射

2. 肘关节(后侧入路)注射方法

肘关节腔后侧入路，患者屈肘75°，在肘尖尺骨鹰嘴直
上 2 ~ 3cm 凹陷处，基本同天井穴位置，即肱骨下端的鹰嘴

窝中为进针点。安尔碘皮肤消毒范围为 15cm×15cm，铺无菌洞巾，用 5 号齿科针头垂直刺入皮下组织，进入肱三头肌腱，然后继续进针可穿破关节囊进入关节腔。当穿过关节囊时有轻微的突破感，回抽无血、无积液后注入适量药物，推药时无阻力说明穿刺成功。注射过程中应反复回抽，每推药 0.2~0.3ml 回抽一次。注射完成后按压 3~5 分钟，穿刺孔处贴无菌敷料(图 4-68)。

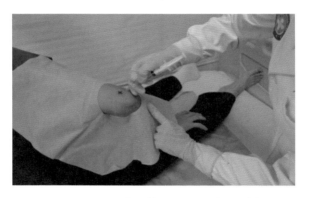

图 4-68　肘关节(后侧入路)注射

3. 肩关节(后入路)注射方法

后入路法，患者取端坐位，上臂内收搭肩，腋后纹头直上延长线，与肩胛冈交点，向下 1~2cm 凹陷处为进针点。安尔碘皮肤消毒范围为 15cm×15cm，铺无菌洞巾，垂直皮肤进针，针尖从后往前突破皮肤，朝向喙突，进针 2~3cm 刺入关节腔内，回抽无血、推药时无阻力说明穿刺成功。注射过程中应反复回抽，每推药 0.2~0.3ml 回抽一次，如回抽无血可继续注射；若回抽见血应暂停注药，调整注射方向或深度后再行回抽；如反复回抽有血应停止注

射。注射完成后按压 3 ~ 5 分钟，穿刺孔处贴无菌敷料(图
4 - 69)。

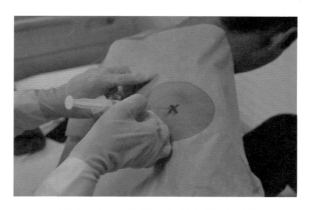

图 4 - 69　肩关节(后入路)注射

4. 肩关节(前入路)注射方法

前入路，以喙突和肩峰前角间中点作为穿刺点。肥胖
患者喙突不易触及，可用锁骨中外 1/3 交点处，下 1 ~ 2cm
来定位喙突。安尔碘皮肤消毒范围为 15cm × 15cm，铺无菌
洞巾，垂直皮肤进针，针尖方向刺向腋窝后缘，刺入关节
腔有突破感，操作者常会感到针尖抵至软骨面的感觉，回
抽无血、推药时无阻力说明穿刺成功。注射过程中应反复
回抽，每推药 0.2 ~ 0.3ml 回抽一次，如回抽无血可继续注
射；若回抽见血应暂停注药，调整注射方向或深度后再行
回抽；如反复回抽有血应停止注射。注射完成后按压 3 ~ 5
分钟，穿刺孔处贴无菌敷料(图 4 - 70)。

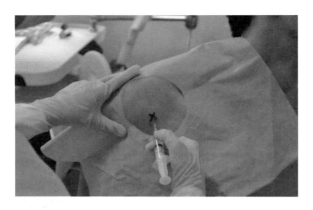

图 4 –70　肩关节(前入路)注射

5. 膝关节注射方法

临床上髌骨周围均可进行穿刺，推荐髌骨外下陷窝入路。首选髌骨外下陷窝中心为进针点，是因为此处髌下脂肪垫较膝内侧陷窝处薄，穿刺距离短，容易成功。患者取平卧位，屈膝 70°～80°，取髌骨外下陷窝中心、犊鼻穴为进针点。安尔碘皮肤消毒范围为 15cm×15cm，铺无菌洞巾，垂直刺入皮肤后，改变针尖方向指向股骨内髁前上缘，针尖刺向髌股关节间隙，如回抽无血、推药时无阻力，且无明显疼痛，表示穿刺成功。推药时如有胀痛感，提示针尖未进关节腔内，可再向深部刺入少许，再次少量推药，如无阻力表示穿刺成功。针尖碰到软骨面时无须担心，轻微松动后少量推药，如无明显阻力，提示针尖位于关节腔内。为保护软骨组织，不建议以针尖抵至软骨为成功标志而行反复穿刺。避免针尖指向股骨髁间窝，以免刺入交叉韧带，加重患者疼痛感，此时稍改变穿刺方向即可成功。

注射过程中应反复回抽，每推药 0.2 ~ 0.3ml 回抽一次。注射完成后按压 3 ~ 5 分钟，穿刺孔处贴无菌敷料(图 4 - 71)。

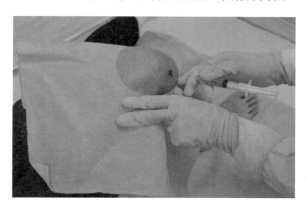

图 4 - 71　膝关节注射

参考文献

［1］岳彬，阎志新，张洁．小儿脑瘫［M］．北京：化学工业出版社，2013．

［2］常崇旺．小儿脑瘫康复治疗学［M］．北京：军事医学科学出版社，2012．

［3］王新良．儿童特殊疾病家庭养护［M］．北京：人民军医出版社，2009．

［4］闫桂芳，白国芳．小儿脑瘫康复图册［M］．石家庄：河北科学技术出版社，2008．

［5］王芳菲，唐瑶瑶．脑瘫儿童的音乐治疗［M］．北京：华夏出版社，2016．

［6］马丙祥，肖农，张丽华，等．中国脑性瘫痪康复指南（2015）：第十一部分·第六章·脑瘫护理及管理［J］．中国康复医学杂志，2016，31(5)：602－610．

［7］历虹，王金凤，马冬梅，等．脑性瘫痪儿童日常生活活动康复护理评定量表的信度和效度研究［J］．中国康复医学杂志，2020，35(2)：5．

［8］唐丽萍，李丽红．康复训练联合护理干预对小儿脑瘫的应用效果评价［J］．中国急救医学，2017(s2)：2．

［9］林萍，许宏伟，王亚男，等．脑瘫患儿启蒙教育探讨［J］．中国康复理论与实践，2003，9(4)：2．

［10］王涛，张际，余文玉．团体沙盘游戏对脑瘫患儿行为问题的干预效果研究［J］．中华物理医学与康复杂志，2012，34(10)：5．

［11］大连医科大学．血液循环障碍的病理生理［M］．北京：
人民卫生电子音像出版社，2005．

［12］华西医科大学．循环系统几种常用诊断技术［M］．北
京：人民卫生电子音像出版社，2001．

［13］刘桂萍．正常人体学基础应试指导［M］．南京：江苏
科学技术出版社，2003．

［14］赵建军．中风后吞咽障碍的康复技术［M］．北京：科
学技术文献出版社，2011．

［15］中华人民共和国卫生部科教司．循环系统几种常用诊
断技术［M］．北京：人民卫生出版社，1997．

［16］杨田苗．早期康复护理对心血管内科护理不安全因素的
影响［J］．现代消化及介入诊疗，2019（A02）：1547．

［17］邸佳，张大维，薛欣欣．康复护理联合血液循环驱动
泵预防脑卒中偏瘫病人下肢深静脉血栓的效果观察
［J］．护理研究，2022，36（8）：3．

［18］李会霞．《康复护理技术操作规范》——高血压脑出血
术后语言及肢体功能障碍的康复护理［J］．介入放射学
杂志，2020，29（8）：852－853．

［19］徐金献，陈长香．脑卒中执行功能障碍康复技术的研
究进展［J］．中国康复理论与实践，2013，19（1）：3．

［20］张瑞青，邹任玲．上肢协调功能障碍康复技术研究进
展［J］．生物医学工程研究，2019，38（4）：5．

［21］赵建军．中风后吞咽障碍的康复技术［M］．北京：科
学技术文献出版社，2011．

［22］胡小翠，梁剑平．饮食营养与肿瘤预防和康复［M］．
长沙：湖南科学技术出版社，2011．

［23］KAUR S D.乳腺癌防治及康复实用手册［M］.张少华，乙苏北，编译.沈阳：辽宁科学技术出版社，2020.

［24］王仲照.乳腺癌患者护理与家庭照顾［M］.北京：中国协和医科大学出版社，2016.

［25］陈俊强.肺癌临床康复治疗［M］.北京：人民卫生出版社，2021.

［26］李玉梅，孙辉，苏春霞.肺癌患者康复指导手册［M］.上海：上海科学普及出版社，2020.

［27］周英杰.肺癌防治与康复［M］.天津：天津科技翻译出版公司，2004.

［28］韩德民.喉癌：治疗与康复［M］.北京：人民卫生出版社，2003.

［29］周英杰.鼻咽癌、喉癌防治与康复［M］.天津：天津科技翻译出版公司，2004.

［30］中国残疾人康复协会无喉者康复专业委员会.喉癌下咽癌治疗及术后康复暨全国无喉者康复专业委员会学术会议论文汇编［G］.北京：中国残疾人康复协会无喉者康复专业委员会，2002.

［31］缪鸿石.康复医学理论与实践［M］.上海：上海科学技术出版社，2000.

［32］周士枋.实用康复医学［M］.南京：东南大学出版社，1998.

［33］兰月.吞咽障碍居家康复指导［M］.北京：电子工业出版社，2021.

［34］刘刚.康复治疗临床基础［M］.郑州：郑州大学出版社，2022.

责任编辑 / 黄　璐
卢　顿
封面设计 / 田　霁

ISBN 978-7-5604-5527-3

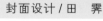

9 787560 455273 >

西北大学出版社
天猫专营店

西北大学出版社
微信公众号

定价：45.00元